関節のメッセージを聴け！

関節痛の予防と治療

ジャン=ピエール・バラル 著
野原道広 監訳
エコール・プリモ翻訳チーム 訳

科学新聞社

Comprendre les messages de nos articulations:
Pour prévenir et soigner les douleurs articulaires
By Jean-Pierre Barral
Published by Albin Michel

はじめに

前著『体からのシグナル』では感情と器官との関係を取り上げた。本書では引き続き、四〇年間のオステオパシー実践で習得した、人間にまつわる生理学的あるいは形態学的な知識を紹介したい。

身体の仕組みでは、心と体が密接かつ絶え間ない情報交換を行っている。感情、器官および関節は相互に結びついており、重要な意味が込められたシグナルを頻繁に交換し合っている。痛みと体の脆弱なところの呼応関係を考えることが大切だ。

本書では、関節からのシグナル、メッセージを読者が理解できるように手助けをしたい。

・関節の痛みは何を意味するのか。
・その痛みは偶然生じるのか。
・態度や姿勢、行動の表れなのか。
・痛みの回避方法および治療方法は？

この仕事を開始して間もない頃、私は何よりも治療に重きを置いていた。診察や患者との出会いを重ね、彼らの不調に耳を傾けるにつれ、ますます、この魅力的な人体という機械における相互接続を理解しようと努めるようになった。患者と本人の痛みを包括的に理解することで、より効果的に症状を緩和することができるようになった。

治療は、やみくもに行うものではない。治療者は人間の謎を解明したいという意思がある。さらには、自分自身を発見することも望んでいるかもしれない。心理的および哲学的な観点を統合した治療を施し、痛みあるいは病気の根本的な原因を突き止めようとするのは正当なアプローチではあるが、果てしない長い道でもある。大切なことは、一歩一歩この道を進むことではないだろうか。

本書では次のような仮説が多く記載されているが驚かないでほしい。「外傷は……を引き起こす可能性がある」、「治療すると……という効果が出るかもしれない」。医学では確実なことなど何もないのだ。ある人に効く治療が必ずしも別の人にも効くとは限らない。「医学は科学ではなく技術である」。このことは手技治療にもいえる。患者の問題に謙虚に向き合い熟慮することが重要である。これは、私たちがその患者に耳を傾けている証拠である。

本書で示した例はすべて実際に起こった話である。ただし、「職業上の秘密」を厳守するため登場人物を仮名にしている。

ジャン=ピエール・バラル

謝辞

本書を、人間および健康問題を理解するという困難な道のりにおいて前進を可能にしてくれた患者全員に捧げたい。

私が歩いたのはわずかな距離にすぎないが、大切なことは、この無限に続く道をすでに歩いていることだ。

目次

第一部　関節を持つ身体と感情

第一章　関節を持つ身体

人間の身体の成り立ちは極めて複雑である。つまり、さまざまなシステムが互いに直接的で恒常的な関係を持ち、繊細に入り組んでいるのである。システム間の情報は、脳により受信、処理、伝達されるので相互に連係している。人間の身体は、骨組みを中心にして組織されている。関節を持つ身体というのは、常に危機を感じている。そして関節は、この骨組みの要素である。私たちは、関節がないと動くこともできないし、正常に生きることもできない。身体が動き始めると、脳、特に小脳*（動きの協調と姿勢およびバランスに関係する構造）が管理する一連の自動性により関節の機能も連動する。骨格が行う絶え間ないメカニカルな仕事は、そのうち外傷や単に長く使用したための摩耗、あるいは後述する章で触れる他の要因のせいで、関節の障害とブロックおよび痛みを引き起こす。

解剖学の研究は、進化における人間の姿勢の多くの変化を示す。私たちの骨格と筋および靭帯*は、ゆっくりと変化した。何百万年にも及ぶ歴史の中で人間は、まず初めに細胞から始まり、そして魚類、ハ虫類、鳥類、サル類……へと進化していった。この進化には、多数の疑問があり、この疑問はこれから先も残るであろう。しかしながら解剖学的変化は、短期の人類レベルでは長期間における進化の証拠である。人類は二足動物になったとき、身体のバランスが取れる姿勢を常に探していた。ちょうど「垂直立位」を始めたばかりのホモ・エレクトスが動いている姿を想像してみるとよい。安定性が全くなかったに違いない！　今日の子どもが歩き始めるときと同じように、ホモ・エレクトスも歩行を学んだのである！

人間は動きを制御するため、そしてバランスを保つために、固有受容性（筋や関節から生じる情報を認知する感覚能力）を働かさなければならない。そしてこの固有受容性が、筋と関節および脳の間に築かれた回路に正しい情報を流すことを可能にする。小脳は、神経受容体から情報を受け、データを解析し、直ちに筋と関節が連係の取れた動きをするように命令を送り返す。

『体からのシグナル』の器官の部分の説明ですでに触れたが、私たちの骨組み（骨格と関節）は、すべての器官と同じように弱点を持っている。そして外傷と自然に起きる摩耗および不適切な姿勢は、この弱点に影響を及ぼす。

「私は、腸が弱いです」あるいは「私は、常に身体の同じ側を痛めます」と言うのと同じように、「私は、足首が弱いです」と言い、身体のすべての関節の中で特にある一つの関節の脆弱性について言及することはまれなことではない。足首の脆弱性は、時折、日常生活に深刻な影響を与え得るので、身体を動かす関節の重要性がわかるのである。

先天的形質と後天的形質

私たちの骨形成と関節形成の質は、先天的形質と後天的形質による。生命は出産のずっと前から始まっており、胎児は生物である。したがって、先天的形質と後天的形質の境界を明確にするのは難しい。妊娠中に心理学的合併症を患った母親の例を挙げてみよう。心理学的合併症は、必ず胎児に影響が及ぶ。それでは、子宮内での成長時期に母親から病気の影響を受けた子どもの先天的形質と後天的形質をどのように区別するのであろうか。

先天的形質は、家庭環境より影響力が大きいことは兄弟姉妹を観察するとわかる。つまり、同じ家庭で育った子どもたちは、理論的には同じ教育を受け同じ食事をしているが、皆それぞれ違う。

先天的形質の要因

先天的形質は、生まれながらに持つ長所と短所である。先天的形質の要因を次に挙げる。

・遺伝性要因――私たちの祖先に起因する要因である。家族の血統により受け継いだ遺伝子により頑健な人もいるし、少し病的な人もいる。またバランスの取れた体型の人もいるし、少しアンバランスな体型の人もいる。

・先天性の要因――子宮内と出産の影響による要因である。
　胎児の位置異常は、身体の片側あるいは一部を弱めてしまう。妊娠中の母親の栄養不良や心理状態は子どもに影響を与え、側弯症、後弯症、内反膝、外反膝を引き起こす。

後天的形質の要因

後天的形質は、生涯ずっと私たちの生活に介入し影響を与える。後天的形質の要因を次に挙げる。

・**家族**と**社会環境**は、私たちの行動を決定する。私たちの行動は、多くの場合、教育による能動的あるいは受動的なメッセージにより影響を受ける。
・私たちが生活する**文化・地理的環境**　たとえば、山地に住む人は、都市に住む人とは違う体格になる。
・**食生活**は、骨、関節、靭帯、腱の生理的バランスに影響を与える。
・**スポーツの実践**　激しいスポーツは特定の関節を強く刺激し、危険なスポーツは事故と隣り合わせである。
・**日常的な姿勢**と**仕事中の姿勢**
・**衛生状態**と**身体の日常的なメンテナンス**
・身体が罹っている**病気**

・**内臓の問題**は、関節のバランスに影響を与えることがある。
・**感情的ショック**と**心理的問題**は、身体の弱点に影響を与える。そして関節は身体の弱点の一つである。

生理的年齢は、各自の体験をありのままに表し、各自が身体をどのように使ったかを示している。生理的年齢は、暦の年齢と大きく違うことがあり得る。同じ年の二人の人間の身体的相違に驚かされることはよくある。

先天的形質と後天的形質は、私たちの行動と態度に影響を及ぼす。人生において不安定な状態になったり、自分の殻に閉じこもったり、反抗期になったり、生き延びること自体が問題になる時期がある。そうすると、私たちの行動は自動的に変化する。私たちの身体は、感情の変動に応じて変化する。このように身体に制限がかかると、多くの場合、関節が弱くなる。

関節は全身の機能状態に依存する。つまり全身の働き、身体の機能障害、身体の適応 - 相殺の作用に支配される。アルプス山地に生まれスキーで鍛えた若者でも、日常的にスキーをする機会が多いので、パソコンばかりいじっている都会の学生より、膝を捻挫するリスクが高いことは容易に理解できる。そしてまたパソコンの前で何時間も過ごす都会の学生は、前傾になりパソコンのスクリーンばかり見ているので頚椎痛で苦しむ可能性があることも理解できる。この都会の学生が、ストレスを溜め不適切な食生活をすると、問題はますます大きくなるであろう。

偶然は存在しない

後天的形質は運任せのゲームではない（フランス語の「偶然」という単語の語源は、アラビア語では「サイコロゲーム」という意味である）。後天的形質は、組織化された行為の連続であり、サイコロを振って決定されるのではなく、全体が編成されているものである。しかしながら、組織化されているといっても、必ずすべてに説明がつくのではないということに注意しよう。私たちはすべてを知っているわけではないので多くのことを見落としてしまう。事故に遭い外傷を受けたことを運がなかったせいにしてもいい。しかし私たちの身体をより良く理解し、身体のバランスへの配慮をきちんと行えるようにもっと深い説明を探すべきなのではないか。

・なぜこの三回目の自転車事故が起きたのか。
・なぜ頚椎の筋にこの反復性拘縮が起きるのか。
・なぜこのように両手をついて転ぶ傾向にあるのか。
・なぜ腱炎が起きたのか。
・なぜ急性変形性多発関節炎が起きたのか。

ひょっとしたら、次に挙げる理由により外傷が起きたのではないであろうか。

・身体の他の部位からの機能的不調を示す警報なのではないか。
・注意不足を示す警報なのではないか。
・家族あるいは先祖代々より継承される恐怖が無言で表面化したのではないか。
・拒否や放棄をしたいが、それができない状態なのではないか。
・自分の能力や存在を証明しようとする挑戦に対する応答なのではないか。
・適切な手段を取らなかった証拠なのではないか。
・身体がもっと気を配ってほしい、休息したいと言っているのではないか。
・食生活の改善、摂取アルコール量の制限、生活環境の変化を強いる最後のＳＯＳなのではないか。

差し迫った健康の悪化を予告する兆候を聞き入れず、見ようとしない人がいる。予告を無視するのは多くの場合、つらい現実を直視し、自分の行動を修正する努力をするのが怖いからである。時折、病気など怖くないという見せかけの勇気で予告を無視することもあり得る！　そういう場合は、どうせあなたの言うことに耳を傾けはしないのだから、無理やりその人に自制させようとしてはいけない。あなたの言葉の効き目を考慮し、うまい表現でサブリミナルメッセージを送りなさい。その人が自分自身で判断して対応したと思わせるように如才なく振る舞いなさい。

第二章　生きるための感情

感情とは表現されるものであり、表情で読み取ることができる。つまり目は喜びで輝き、口は驚きで大きく開く。感情は皮膚にも表れる。顔が赤くなったり、青ざめたり、鳥肌が立ったりする。感情は身ぶりでも想像できる。たとえば私たちは、恐怖を感じると両手を顔の方へ持っていく。感情のコミュニケーションは、人間にとって交流および意思の疎通をするための最初の方法であった。つまり、人間は感情のコミュニケーションを言葉より先にしていた。感情とは本来、動物の本能と同じように先天的形質に由来するものである。文明が発達し、生活習慣が洗練され、人間は感情を制御することを覚えた。しかし今なお人間は喜びで飛び上がり、幸福感で笑い、楽しいと微笑み、悲しいと泣き、悔しいと不機嫌な顔になる。感情は受けた教育と育った環境により、多かれ少なかれ内に秘められ抑制される。ただ、自分の感情の起伏すべてを隠せる人がいたら、相当に意志の強い人であろう。とはいえ、精神のバランスを考えると、すべての感情を隠すのは深刻な誤りであろう。感情への向き合い方は人それぞれで皆違うし、私たちは出来事への対応の仕方を同じ学校で習ったわけでもない。

感情——理性と衝動の間

私たちは多少なりとも感情と関係のある肉体のメカニズムをコントロールできる。たとえば深呼吸をすると、筋を弛め心拍を静めることができる。私たちは衝動を理解しようとすることで、衝動をうまく管理し調節でき、思考により衝動を支配できるのである。このような衝動への対応は、長期間の学習後に初めて自然にできるようになる！　完全に感情を排除することができないなら、感情を溜め過ぎないことである。解決策は私たちの中にあり、感情を溜め過ぎないようにする方法は多数ある（二一二ページ参照）。これらの方法の効果は、各自それぞれ微妙に違う。なぜならもうご存じの通り、感情に対する反応はそれぞれ皆違うからである。

感情指数

IQ（知能指数）は、長い間、知能を測定する唯一の基準と見なされていた。今日ではIQ（知能指数）にEQ（感情指数）も付け加えられる。同様に聡明で、同じ問題を理論的に理解し解決できる二人の人間は、同じ決定を下さない。なぜならば、両者の感情的反応は違うからである。なぜ違うのか。まず私たちはロボットではないし、各自が固有な複雑な情動性を持っているからである。情動性は、両極端に考えると非常に衝動的にもなり、また教育により自制もされ得る。感情はその覚醒程度により、個人が前進するのを助けたり、立ち往生させたり、最悪の場合は後戻りさせたりする。

アメリカの神経科医および研究者であるアントニオ・ダマシオは、世界的な感情の専門家である。彼は人間の理知的で道徳的な判断は人間の感情により決められ、人間の気持ちはいくつかの感情の認識から生まれると断言している。この断言は、感情は理性に先行すること、そして感情と理性は相互依存することを示す。状況によって非常に激しい感情的反応が引き起こされた場合、自制できる人はまれである。そういう場合は、感情の本質、特に先天的形質が現れるのである。

感情とは人格形成のセメントである。

経験が性格を作り上げるといわれる。より正確にいうと、人格形成に寄与するのは、特に実際の経験を通して蓄積された感情である。その経験がつらいものであれば、試練と呼ぶ。同じ試練に直面した二人の人間は、試練への対応の仕方もその後の成長の仕方も違う。次に挙げる例のように、深い感情は、無意識に現在の状況そして未来を支配する。

二人の兄弟は一二歳と一四歳の時に母親を亡くした。父親は再婚をし、二人を育てた。それから二〇年が過ぎ、兄は結婚をし、赤ん坊の父親となった。彼は前向きに子どもの未来を考えている。それに反して、弟は独身で病弱である。あらゆることに不満を言い、不当な仕打ちを受けていると強く思い、人生に大きな恨みを持っている。二人は生まれたときから同じ精神的素質を持ち合わせていなかった。「子どもたちは同じ性格ではなかった。驚くことに母親の死を境に、のんびり屋であった子の方が闘争的になり、やる気のあった子の方が不幸で打ちのめされた」と父親は明言する。

なぜ年少者であってもこのように行動が変わるのであろうか。七歳になると人格はほとんど定まり、両親の教育は終了するといわれている。そして思春期前の若者には、遺伝的形質に教育的および道徳的価値観が付け加えられる。なぜなら教育的および道徳的価値観は、すでに極めて個人的である情動性を磨くのである。

四層のピラミッド

個人は、次に挙げる四層構造の枠組の中で構築される。

・本質的な自分——先天的形質とその変転により形成される。
・家族——感情を育み、性格を形成させ、規範や価値観を教え込む。
・社会——個人が必要な手ほどきを受けて困難に立ち向かいながら溶け込むべき場所。
・個人自身——先天的形質と後天的形質との共生の中で構築される。

個人が生まれながらに持っているすべてのものと生活の中で獲得するすべてのものは、ビデオフィルムに録画される映像や音声のように身体に刻まれる。たとえば事故に遭うと、事故がもたらす一連の痛みと感情と共に衝撃が生じる。時間がたって事故のことは忘れたと思っていても、似たようなストレスを感じるだけで、現在と過去が再びつながり、昔の恐怖がよみがえる。なぜならば、過去に起きた出来事を録画したフィルムは、記憶としてきちんと保存されているからである。

私の女性患者の一人が自転車事故にあった。一匹の犬が目の前に飛び込んで来たので、急激にブレーキをかけたため、車輪がロックし前のめりに車道に倒れた。ちょうどそのとき、後方からトラックがやってくる音を聞いた。彼女は自分がどこに投げ出されたのかわからず、トラックにひかれるのではないかと非常に恐怖を感じた。しかしトラックは、彼女から離れたところを通った。彼女が受けたけがは、あごの骨折と頚椎の捻挫である。私は彼女をその事故のずいぶん後で長引く頭痛のため治療した。彼女はその頭痛がメカニカルな要因だけではなく、事故で外傷を受けた頚椎の記憶と関係があることを想像もしなかった。その反面、彼女は、私に自転車に乗っている時にトラックが近づく音を聞くと、筋がけいれんを起こし身動きができなくなり、溝に落ちてしまうほどだと打ち明けた。

恐怖は、痛みより痕跡を深く残したのである。

身体は記憶力が良い

私たちは、肉体的衝撃であろうが感情的衝撃であろうが、身体が衝撃を受けた記憶を保存することを知っている。肉体的衝撃は、直接に身体へ影響を与える。つまり身体は、肉体的衝撃が引き起こす即時の痛みとして反応する。脳は身体の苦痛と感情を同時に記録する。すべては私たちの精神的および肉体的無意識に刻み込まれる。

・**遺伝学**――糖尿病、アレルギー、乾癬、喘息、自己免疫疾患。
・**胎児期**――欠乏症、感染症、奇形、子宮内でのメカニカルな応力。
・**ワクチン接種**――敏感な人に対してアレルギー反応を引き起こすワクチンもある。
・日常生活でかかる**感染症**。
・**肉体的外傷**――転倒、骨折、捻挫、外科手術、事故。
・**心理的・感情的外傷**――心理的・感情的外傷は、家族、教育、友人、伴侶（離婚、別離、暴力、その他）と関係する。
・**社会的外傷**――失業、治安、社会・職業上の問題。
・**公害、不適切な食生活**。

衝撃は必ず痕跡を残す。恐怖、緊張、ストレス、フラストレーション、怒り、要求、罪悪感のような負の感情的衝撃は脳を経由する。脳は情報を伝達できる場所へ送る。そして情報の絶好の受け皿になるのが関節である。〈あつあつのジャガイモ〉を想像すると理解しやすい。ジャガイモを持っている人は、その焼けるような熱さに我慢できず急いで隣の人に手渡す。脳も同じことを行うのである。感情はその度合いが過剰な場合、つまり強過ぎる、あるいは不十分な場合、両方とも私たちの関節を傷つけることになる。私たちの防衛力は、受ける衝撃の強さの大小により持ちこたえたり、ぐらついたり、あるいは降参したりする。

表に出る傷と、あまり表に出ない傷がある

事故は千分の二秒で無意識に記憶される。そのような事故のとき、目に見え、触診し、治療できる傷がある。しかし、脳から関節へのルートを制御できない恐怖もある。恐怖は、香り、音、動き、ざわめき、不動、真綿で包まれたような静けさ、重々しい静寂などの周囲のわずかな記憶まで無意識に浸透させながら進む。人体は事故の後に再発性の尿路あるいは肺感染症を起こし得る。この感染症はやがて関係する関節を脆弱にしてしまう。すると関節は、やってくるストレスを受け入れやすくなってしまう。関節は記憶を持っている。関節は感情をストックし、新しいストレスを感じると、そのストックしている感情を痛みに変えるのである。

手で緊張を感じる

手は肉体的および感情的緊張を感じることができる。オステオパスであろうがなかろうが、手の訓練をしている人は、病人に手で触れると問題のある身体の部分を見つけることができる。その人は手を病人の身体の上に置き、手の行く方向に任せる。その際にかける圧は、手の重さと同じである。手は必ず問題のあるゾーンの方向へ引きつけられる。なぜなら組織のメカニカルな引力が、手を磁化させるのである。感情的緊張を感じるには、手は触れるか触れないかくらいの非常に軽いコンタクトでなければならない。頭蓋に手を置くと、手は脳が最も大きな感情的緊張をストックしている場所へ磁石のように引きつけられる。オステオパスの仕事は経験に基づく。したがって、間違った道に入っていないことを確信するために、科学的で客観的な経験を積まなければならない。

第二部　なぜ関節は痛むのか

第一章　痛みの原因

関節は、非常に入念で精巧な神経系を持っている。動きの仕組みは非常に繊細である。たとえば、歩行の際、下肢と上肢の関節、脊椎の関節、骨盤の関節そして内臓の関節までが同時に動き始める。運動状態にある身体のこれらの関節は、連続的そして同時に情報の発信・受信をしなければならない（情報は脳から発せられ、脳へ送られる）。情報の送信と受信により歩行は、スムーズに、最も調和のとれた形で、最小限のエネルギーで行われる。関節に痛みがあるとき、関節の

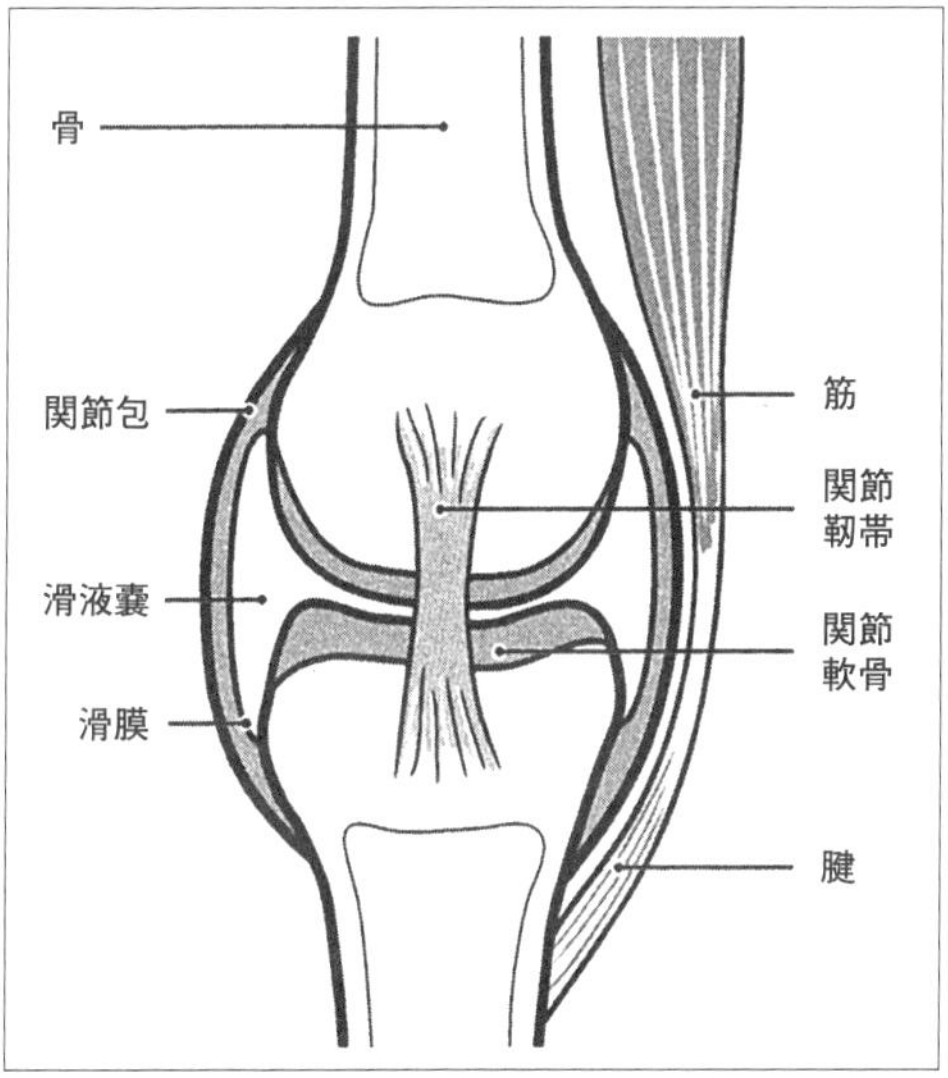

図１　関節

高い感覚能力は、自動的に何百万もの負のインパルスを送り、この負のインパルスは痛みの中枢に達する。この感覚能力と中枢との連結が痛みを引き起こす。

関節の痛みには数多くの原因がある。それらの原因は後に続く章で詳しく説明するが、その前に原因を一つひとつ簡単に紹介しよう。

外傷

転倒と事故およびすべての一般的な身体への攻撃が、さまざまな関節の病変を引き起こすことは容易に理解できる。これらの病変は、軟骨性、骨性、靭帯性および筋性であり、裂傷、打撲傷、水腫、腫れ、ブロック（固着）、出血など一連の外傷を引き起こす。

関節の問題は、外傷の衝撃から離れた場所に起こり得ることを強調したい。なぜなら「衝突力」（事故の際に衝撃により生まれ、身体が受けた力を指す。衝撃に起因する実在するエネルギーである）は、捻挫*、骨折*、器官*の病変が起こるところで止まるまで身体を通過する。

リウマチ

リウマチは、炎症や変形に結びつく急性あるいは慢性の痛みを伴う、関節と筋および他の組織の疾患である。リウマチは多くの場合、六〇歳以上の人がかかる病気である。「これらが私のリウマチです」という表現がすべてを表しているように、患者はそれぞれリウマチの症状と痛みを抱え生活している。リウマチは確かに存在し痛みを起こすが、リウマチの一つである関節症*は、症状なしで存在し得る。あるいは関節症は若者においては、早い段階で症状が出る場合もある。

不適切な食生活

不適切な食生活は、関節に対し間接的に影響を与える。人体が排泄するのが難しいすべての物は、少しずつ身体の酸性度を変えてしまう。それに人体により作られ蓄積された老廃物は、次に挙げるような関節を取り巻く軟組織*上に定着する傾向がある。

・関節包は、関節の保護被膜であり、通常軟骨を滑りやすくするように陰圧（つまり、若干の真空状態である）を維持している。

・滑液嚢は、滑液を作り出す関節包の内部にある。皆さんは膝関節の滑液浸出をきっとご存じであろう。この滑液は私たちの関節の潤滑油に相当する。車と関節を比較するとわかりやすい。エンジンオイルのない車のエンジンがオーバーヒートすると金属部品は、曲がりくねり、破断してしまうこともある。つまり関節に滑液がないと、関節は熱くなり、膨れ、強直してしまう。

ホルモンのアンバランス

私たちの関節は骨と軟骨でできており、関節包、滑膜*、靭帯*、筋で包まれている。したがって関節は周囲の環境すべてに反応する。関節を取り巻くすべての軟組織は、ホルモン感受性があるので、ホルモンの大きな変化が関節に影響を与えることは明らかである。ホルモンのアンバランスは、主に女性に起こり、手根管症*、指根関節症*、股関節症などの筋と腱*および関節の問題を引き起こす。これらの問題は、閉経期において特に顕著となるエストロゲンとプロゲステロンの分泌量がアンバランスのせいである。若い女性は、思春期のホルモン増加により膝関節が痛くなる。

閉経期には、多くの場合、プロゲステロンが欠如しプロゲステロンとエストロゲンのアンバランスが起こるので、関節を取り囲む軟組織*は硬くなり、「線維化」し、痛みを引き起こす。閉経期に行ういくつかの薬物療法は、静脈系とリンパ系をうっ血させ、腰痛*を伴う周期的な骨盤痛を引き起こす。

「複雑な話ではないのよ。すべての関節が痛いのだから」。五三歳のジャンヌは、診察の最初に私に言った。彼女の肩、手首、肘、膝そして脊柱を触診し動かすと痛みが起きた。しかし動かすと痛みが起きるが、可動性はある。レントゲンには、軽症のよくある関節症しか映っておらず、ジャンヌは二年前から生理がなかった。閉経というのは、生理がなくなる唯一の時期を指すわけではないことを、ここで確認しておきたい。閉経は、かなり長い期間にわたり影響がある。その影響は二年から三年に及び、時にはもっと長い期間に及ぶこともある。この時期ホルモンのアンバランスは、急に起こる顔の火照り、発汗、感情的活動亢進だけでなく、消化と皮膚および関節の問題などの更年期によく知られる症状を引き起こす。

ジャンヌのケースは、脊柱や他の関節をマニピュレーションして効果を得ようとするのは無駄である。彼女のケースでは、肝臓、腸、腎臓、子宮などの臓器を施術し、水泳やストレッチングをすること、また大豆や柑橘類を食べることなどの基本的なアドバイスが必要である。

私たちの器官との関係

一般的にすべての器官は、関節痛に関係があると言える。器官がその役目を十分果たさず、人体の重要な機能を正しく果たさないと、すぐに関節痛が起きる。しかしながら、私は四〇年間施術をした末、いくつかの器官は、他の器官より関節への影響が大きいということを観察できた（六三ページ参照）。

感情

すべては関係している。人間の身体の構造は、すべての系（関節、神経、内分泌、呼吸、脈管、消化、生殖など）が相互連結そして交換する複雑な仕組みである。脳は、一秒間に百億の情報を受信できることを忘れてはいけない。すべての細胞は、相互依存していて、ホメオスタシス（私たちの重要な機能をある一定のレベル維持に貢献するすべてのもの）に寄与するため調和良く組織されている。細胞は、私たちの感情系である大脳辺縁系ともつながっている。大脳辺縁系とは、記憶と感情に対して主要な役割を果たす脳構造の全体を指す。大脳辺縁系は、嗅覚経路（香りは感情において非常に重要である）、扁桃体*、海馬*、中隔*そして脳梁*を結びつける。小脳*も私たちの感情の解析そして感情がもたらす反応に重要な役割を果たすことに留意しよう。小脳は記憶においても重要な役割を果たす。

外傷を受けると、一時的な記憶喪失がみられるケースが多くある。特に「むち打ち症*」（一六八ページ参照）と呼ばれる事故の際に一時的記憶喪失が起こる。あなたは反復性の関節の痛みがあると仮定しよう。この関節の痛みは負のメッセージを脳に送る。すると、この負のメッセージは、すでに記憶されストックされている他のメッセージを目覚めさせる。脳はネガティブなことを記憶する傾向があることを確認しておきたい。不眠症で苦しんでいる方はご存じだと思うが、夜眠れないとき、私たちの思考がポジティブであることはまれである。常に問題、葛藤、実現が難しいこと、さらには実行が不可能なことを繰り返し考えてしまうものである。

フィリップは、自動車事故で軽傷を負い頚椎を痛めた。事故から何日か後に彼は胃が痛くなった。彼にとっては頚椎の痛みと胃の痛みは何の関係もなかったが、オステオパスによる問診では関係が示された。頚椎の痛みが、数年前の両親の離婚により受けた感情的ショックが眠っていた脳のゾーンを刺激したのだ。両親の離婚が胃潰瘍を起こし、フィリップの弱点になっていたのである。

脳は蓄積された負のメッセージを消したいとき、新しい外傷がたどる神経回路を反対方向で使う。それ故、首の痛みが増大し、胃の痛みが目覚め、抑うつのフェーズが始まる可能性がある。感情が肉体的痛みを作り出すことを証明する必要はもうない。なぜなら私たちは、すでに感情による身体の痛みを経験しているからである。

身体から精神と感情を切り離すことはできない。身体と精神そして感情は、完全に相互依存している。現代人は、感情や情報受信により刺激され活性化される脳ゾーンを検出できるスキャナーは発明したが、いかなる感情も発明していない。感情は、身体を反応させ健康に対して大きな影響を及ぼす。私たちはネガティブな感情であるストレス、怒り、苦悩、心配、抑うつが、どれほど身体に有害であるか知っている。免疫の防御力衰弱により病状が悪化し、身体を損なう前に、薬以外の解決方法を見つける方がよい。感情面に対するサポートは、今や肉体的痛みの治療法の一つとして認められている。医者は、ますます患者に耳を傾け、医療に感情的要素を組み入れている。

本書の冒頭で言及したが、すべての私たちの感情的生活は、脳の大脳辺縁系にストックされる。前著『体からのシグナル』の中で述べたが、脳はすべての他の器官と同じように、人体に起こる感情的緊張をあらゆる方法で排除しようとする。私たちが辛く、危険で、葛藤を引き起こす状況で生活しているとき、脳の各細胞は不調と動揺を感じ取り反応する。この実際に感じた反応は、無意識状態つまり睡眠状態に入るが、わずかな感情的刺激で目覚めることがあり得る。

ソフィーは、七歳のとき雷雨により急に目覚めた。両親は隣人の家へトランプをしに行っていて、彼女は部屋で一人ぼっちであった。ソフィーは非常に怖かった。恐怖は、悪夢となり一八歳まで彼女を悩ませた。四〇歳前後になったソフィーは、自転車で家路に向かっているとき突然雷雨に襲われた。雨が強く、彼女の自転車は水浸しになった車道で滑ってしまった。彼女は転倒し両膝と両手を痛めた。そして立ち上がるときパニックに襲われた。七歳の時の雷雨の夜の記憶がよみがえったのである。その時以来、二重の関係が確立された。つまり彼女は膝を痛めると、そっと触れるだけでも恐怖を覚えるのである。彼女の膝関節は、今や恐怖を起こす脳の中枢と連結しているのである。

恐怖と膝が結びつく悪循環の一部は、彼女の膝関節を施術するだけで遮断された。ソフィーは施術のおかげで心身の状態は十分耐えられるくらい回復したと考え、心理カウンセラーに相談することを望まなかった。

私たちは多くの場合、身体からのメッセージを自分の知識（当然限られている）に応じて解釈し、自分の文化を身体の反応に移し換える。脳はきわめて神秘的な器官である。この物理的な塊は、どのように思考することができるのか、また考えは、どこで、どうやって形成されるのか誰も説明することはできない。脳は何十億もの情報を脳自身のやり方で処理する。そのやり方は、私たちの理解と大きくかけ離れているに違いない。脳はストレスを受けると、それをどこか隅の方へ記憶としてとどめる！　脳は情報の受信と送信を行うことで、常に私たちの身体とコミュニケーションをとっている。送信された情報は、私たちのすべての器官とすべての身体の要素、つまり関節に伝わる。

私たちの関節系は、物理的攻撃だけでなく、脳から発せられた神経インパルスの放電にも反応する。感情面で気分が優れないときには、胃の問題のような消化系障害や標的とされる関節の痛み（つまりその関節は、すでに損傷している。あるいはある種の感情的行動や姿勢により痛みを起こす典型的な関節である）が起こることがある。手技治療者は、関節の痛みは常にメカニカルであるという考えを慎むべきである。

エネルギー的問題

人体は、身体のすべての機能を保障するため、私たちが摂取する食糧、呼吸、遺伝形質、電磁場、脳、その他多数の未知のパラメータからのエネルギーを使う。私たちの筋と関節は、機能を果たすためにこれらのエネルギーを必要とする。私たちは、病気、著しい疲労、器官の機能障害、心配事、電磁気の乱れた場所での滞在の影響を感じ取るが、その影響は関節系にまで及ぶ。捻挫と炎症および関節のブロック（固着）*は、エネルギー低下が引き起こす、これら多数の要因の結果であり得る。

失ったエネルギーを取り戻すには、まずは睡眠時間を増やし、夕食の量を控え、自分に合うホメオパシーの治療を受け、カモミールティーを飲むべきである。私たちは多くの場合、頭は疲れているが体は疲れていない。そんなときには、たとえば会社から帰る時に早足で歩いたり、絶え間なく流れてくる情報に耳を傾けるよりは、自分の時間を取り、音楽を聴いた方がよい。なぜなら情報は多くの場合、悪い知らせだからである。

第二章　外傷

外傷の原因――事故

事故はいくつかの要因が結びつき引き起こされる。制御できる要因もあるし、予測できない要因もある。つまり運命（または宿命とも呼ばれるが）の役割を合理的に捉えるのは難しい。ロベール（仏語）辞典によると、「運命とは超自然的な力であり、その力により起こることすべては事前に定められている」とある。不可避の事故が特定の時点に起こること（偶然の巡り合わせ）を、どのように説明できるであろうか。

要因の連鎖

出来事の連鎖の最も極端のケースでは、人生を惨事へと急変させてしまうことがある。

二台の車がそれぞれXという時刻に出発した。一台はディジョンからヴァランスに向かい、もう一台はヴァランスからディジョンへ向かった。同じルートを反対方向に走るので、両運転手が道のどこかですれ違うことは予測できる。このようにして毎日何千台もの車がすれ違っている。しかしその日の七時二六分、ディジョンから来たジェラールは居眠り運転をしてしまった。ちょうどその時、道路には車の交通はなかった。ただピエールの車だけが反対方向からやって来た。恐ろしい運命である。ジェラールの車がピエールの車に衝突した。ピエールはどうすることもできなかった。避けることもアクセルを踏むこともできず即死であった。

あと二メートル離れていたら、あるいはあと数秒ずれていたら事故は起きなかったであろう。そしてピエールは死を免れていたであろう。しかしこの二人の生まれた時から悲劇の瞬間までの人生は、無意識のうちに出会うようになっていたのである。運命がこのケースほど残酷でない場合には、不運あるいは幸運という言葉を使う。愛し合う二人の出会いも「偶然の巡り合わせ」である。数メートルあるいは数分違っていたら二人は出会わなかったかもしれない。このように最終的に出会いへと至る一連のつながりを解きほぐすことができる。つまり愛し合う二人の誕生は、すでに彼らの両親の誕生および彼らの祖父母の誕生によりプログラムされていたのではないであろうか。

心配事、不注意あるいは関節の脆弱性

私たちは毎日、不測の事態や運命のいたずらと対面している。そして不測の事態や運命のいたずらに対する私たちの反応は、各自が持つ強さと弱さにより変わってくるのである。

アランは空のプールに落ちて肩を脱臼した。水を入れる前に掃除をしようとしていたのだ。周りの者は「君は運が良かった。もっと酷い事故になる可能性もあった！」と言った。アランは、縁石のへりで滑ったのだと説明した。湿気をたっぷり含んだ枯れ葉のせいでバランスを崩したのであろう。しかしなぜ彼はそれに気付かなかったのか。なぜ枯れ葉を避けなかったのか。実はプール掃除は、彼にとっていやな仕事であったのである。「事故はきっと起こるよ。君は本当に不注意だから」あるいは「もっと注意すればよかったのに。君がよくバランスを失うのは分かっているだろう」と彼の友人達は指摘した。するとそのたびに、彼は必ず「実際このプールの掃除には心底うんざりしていたのさ。僕自身は泳ぐのが嫌いで、掃除をするのは家族のためだよ」と答えた。

私たちは、いやいや何かをするとき、無意識に危険な状態になっているのである。

過剰な心配事

ジャンは十字靭帯*を断裂した。階段を踏み外し、よくあることだが膝をねじったのである。

彼は期限に対して非常に遅れていたし、書類をうまく仕上げることができずにストレスを感じていた。彼は管理人が階段を洗うずっと前、つまり二〇分前には家を出ていなければならなかった。管理人は危険を知らせる小さなパネルを踊場にちゃんと置いていた。しかしジャンはパネルに気づかなかったのだ。「ちょっとしたことで起きてしまった。僕は、すでに何か月も前から痛めていた方の膝をついて転んでしまった」と彼は言った。「あれほど悩んだ書類を見ながら階段を降りたのが悪いのよ」と、彼の妻は付け足した。

治療者の見解では、右膝の靭帯が断裂*したのは偶然ではない。ジャンは右利きであり、右足は彼の軸足である。彼は以前から右足に問題があり、決まって右足に力をかけていた。それにジャンはバランスを取ろうとするとき右膝で調節する。しかしこれは説明の一部でしかない。彼の大脳と小脳*は用心すべきだったが、書類に集中していて、足部から来る情報を正しく分析できなかったのである。

保護境界線の決壊

私たちの身体の周りには目に見えない安全境界線があり、侵入者の立ち入りを禁止し、私たちを保護している。私たちの関節は生理学的には靭帯*、軟骨、脂肪、筋、筋膜（筋性の被膜）、そして皮膚により守られている。そして私たちは本能的に自分と他者の間に接近距離を決めている。この接近距離は、肉体の侵害（病気）・物による侵害（けが）や感情・精神的な侵害に対する防壁となる。私たちの精神は、この保護に条件付けられている。人は通常、境界線内入ろうとするものが人、物、考えや気持ちであろうが自由には入らせない。私たちの意に反して何者かが入り込んできた場合、これは私たちのテリトリーである「身体」への不法侵入になる。不法侵入は容認しがたく、外からの攻撃つまり苦痛と恐怖の根源として感じられる。そうすると身体のすべてのアラームは、警戒態勢に入る。外傷は私たちの防壁への攻撃である。身体が侵入者から身を守ることができないと堤防は決壊し、私たちの防衛システムは弱まる。

電磁場の乱れ

私たちが技術者チームと一緒に行った研究により、この防壁あるいは保護境界線は、大部分が私たちを取り巻く電磁場に対応し得るということがわかった。電磁場とは、特に私たちの脳や皮膚が受信する赤外線、超音波、短波、無線などの（電磁）波の混ざったものである。

電磁場をもっと大きいスケールで、またその起源を説明すると、電磁場は地球の核にある。たとえば電磁場がコンパスの針を動かしている。人間は間違いなく地球の核から生じるこの微妙で微小な波を感知できる。しかしすべての現代の発明品（電気設備、テレビやラジオのアンテナ、コンピュータ、携帯電話、電子レンジなど）は、干渉を起こし人体に影響を及ぼす。この影響は、おそらく身体にとって有益でなく、私たち固有の電磁場と地球の電磁場を乱す。電線の電磁場はまだ影響の範囲が限定されているが、他の電磁場はあらゆる方向へ飛び、私たちの身体に入り込み、知らない間に影響を及ぼしている。

以上のことは、すでに一八三一年にはマイケル・ファラデーにより証明されている。つまり電磁場は電流を発生させる。人間の身体は、この発電された電気を通す伝導体であり、人体の中を電気が通る。私たちの神経や脳を駆け巡る神経インパルスは電流である。電気インパルスの伝播は、超スピードで行われるので、私たちの脳は身体で起こることを瞬時に知ることができる。脳は同じ方法で、私たちの動作や身体全体に矯正をもたらすことができる。電磁場により私たちは、見なくても人の存在を感じられ、マイナスあるいはプラスのゾーンが探知でき、特定の場所や特定の人に快適さや不快さを感じたり、瞬時に防衛体制を取ったり、受け入れ態勢を取ったりできるのである。

私たちは皆、家の中で特定の部屋にいると気分が良い、もっと正確にいえば特定の部屋の特定の場所にいると気分が良いと感じたことがあるはずである。そしてまた家族で食事をする際に、家族のメンバーはそれぞれ常に同じ席に座り、他の誰かが自分の席に座ることをすごく嫌だと感じることがわかっている。この無意識の配置は、各自の席が固有の電磁場を持っていると考えられる。電磁場は、私たちに割り当てられた場所と私たちを取り巻く人々が占める場所との間で干渉し組織されている。

あなたが見知らぬ人に触られたとき、最初の反応は身の危険を感じる。発射物が、たとえ非常に小さな物であっても、何の前触れもなくある人の方向へ発射されたとしよう。たとえ狙われただけだとしても、あるいは接触するかもしれないが、この人は攻撃されたと感じる。この人の反応は、その人の固有の「防壁」が破壊されたことを表している。たとえば皆さんは骨折をすると、脳が作っている電磁場の連続性が切れることをご存じだろうか。脳はこの電磁場の切断により骨折の場所を正確に知ることができ、さらに骨の癒合と安定化のすべてのプロセスを始動することまでできる。

　電磁波が、私たちの関節に直接的な影響を与えることを明白には立証できない。こういう証明は食べ物と同じである！　そうではあるが体調不良には、メカニカル、消化、ホルモン、免疫、心理的、感情的そして電磁気など多くのパラメータが起因していることを繰り返し言うことを躊躇《ちゅうちょ》してはならない。脊椎について後述する際に、電磁場は腰椎椎間板にさえも間接的に影響を与えることを説明する。

外傷に対する私たちの反応

即時型反応

　私たちは、転倒したり大きな打撃を受けたりすると痛みを感じる。しかし私たちは、その痛みを実際に自覚しているのだろうか。人体は非常に不思議なことに、指の火傷をしたり指を挟んだりしたときのような小さな攻撃を大きな痛みの感覚として察知し、瞬時に痛みを感じ得る。しかし私たちは、より重篤な外傷を受けると、しばらくの間「ショック状態」になり、呆然とし、自我喪失状態になる。それから我れに返り、立ち上がり、起こったことを理解する必要がある。私たちは多くの場合、外傷により引き起こされた痛みを忘れてしまう。なぜなら、身体は麻酔をかけられたようになり、脳の接続が切られるからである。

遅延型反応

意識が少しずつ戻ってくると、外傷（斑状出血*、血腫*、捻挫*、骨折*あるいは靭帯断裂*）の大小に応じた痛みが出てくる。この遅延型反応は、外傷の後、数時間後あるいは数日後に突然現れる。ある状況では、事故にあった現実を受け入れるのに数か月かかることもある。なぜならば無意識に現実を受け入れるのを拒否するからである。この拒否は全身そして時折、関節部位に影響を与える大きな心理的緊張を作り出す。

アンヌと孫のルーシーは自動車事故にあった。彼女たちの乗った車は何度も横転した。ルーシーは頭蓋に外傷を負い意識を失った。アンヌは、多数の打撲を負い足を骨折した。しかし祖母は、孫が昏睡状態から脱するまで痛みもなく何の問題もなかった。ルーシーが意識を戻すと、アンヌは自分が受けた外傷が痛くなり始めた。アンヌは不思議なことに、より重篤な損傷を受けた部位が他にあるにもかかわらず肩から痛み始めた。

皆さんは驚くべきことだと言うであろう！　いや、これは説明ができる。アンヌの脳は何よりもまずルーシーの健康状態に集中しており、その集中力が非常に強かったため、自分自身の身体からの情報を隠していたのである。アンヌは罪悪感にさいなまれていた。覚醒した痛みは、その自動車事故以前に左肩の見た目ではわからない後遺症を残した外傷に向けられた。脳は、はけ口として弱点である左肩を選んだと考えられる。

以下に挙げるのは別の例である。

マリは、深刻な自動車事故の被害者である。彼女は、肋骨と腕に数か所骨折をし、脳震盪《のうしんとう》を起こした。事故の後すぐに彼女の周りの人たちが「気分はどう？」と尋ねると、彼女はいつも「大丈夫よ。大したことないわ」と答えた。友人たちは彼女のポジティブなものの見方に驚いた。なぜなら彼らは、彼女をもろい人間だと思っていたからだ。彼らは彼女の忍耐力を称賛した。しかし事故が起きてから数か月が過ぎるとマリは、寂しくなり、落ち込み、元気がなくなった。彼女は話を聞いてくれる人に何回も何回も、自分は死にそうになったのだと繰り返した。つまり、長い間抑圧されていた恐怖が急にほとばしり、完全に彼女を覆ったのである。マリはその瞬間から今まで我慢できていた関節の痛みが我慢できなくなった。

私たちは皆、痛みに対して平等ではない。痛みは、受けた外傷の程度に比例しないこともある。また痛みは、状態の深刻さにいつも比例しているとも限らない。捻挫が骨折よりひどい痛みを起こすこともある。痛みは程度の大小にかかわらず、私たちの身体と脳に精神的にも肉体的にも刻まれる。痛みは、治療の緊急性と保護を求めるサインである。

外傷の累積効果

私たちの身体のハードディスクは、驚異的なメモリを持つ。何も忘れずに記憶する。実際に受けた外傷は蓄積され、予測できないランダムな方法で驚くべき力を伴い再び突然現れる。従って衝撃と外傷を無視してはいけない。衝撃や外傷を受けたときは、オステオパス*や理学療法士*あるいは他の手技療法士の診察を受けるべきである。レントゲン写真で何も見つからなかったからといって問題がないわけではない。

外傷の感情的な反響反応

外傷は、昔の心理的苦痛を目覚めさせることがある。また逆に心理的に困難な出来事が関節に影響を与えることもある。私たちは、脳が身体のどの部分にメッセージを返送するのか全くわからない。

フロランスは、なぜか一二歳のとき膝の外傷を受けた後、うつ状態に陥った。みんなは、彼女に「心配しないで。大したことないわよ。すぐに回復するから」と言い安心させた。病院で治療を受けたが治らず、彼女は心理療法医にゆだねられた。この心理療法士は、フロランスが家族関係の不安定さに耐え難い気持ちを持っていることに気づいた。彼女の両親は口論が絶えず離婚をほのめかしていた。フロランスは思春期で生理的に身体が変化する年齢であったので、彼女の感情的混乱が脆弱化した膝に痛みとなって現れた。なぜ痛みを起こしたのであろうか。なぜなら膝のいくつかの神経は、生殖器系の神経と共通であるし、膝関節は不安定な関節だからである。心理的緊張とホルモンのアンバランスが、フロランスの膝を襲ったのである。フロランスは、精神的治療と思春期が終わったことにより問題を解決することができた。

思春期の必然的終末は、ジャン・コクトーによるフレーズ「若さとは、極めて簡単に治る病気である」を思い出させる。もちろん彼は、若さによる心理的要因について言及しているのではない。ただ時のたつのは本当に速いということ言っているのである！

五〇歳前後の女性であるカトリーヌは、夫婦生活が非常に難しい時期を過ごしていた。離婚は避けられないだろうと思っていた。彼女は離婚の準備をしていると、時には一日に何時間も横にならなければならないほど日常生活の障害になる腰痛*に苦しみ始めた。「横にならざるをえないとは健康ではない」という自明の理であるが、それでもやはり強いメッセージが存在する。つまり腰痛は、彼女が離婚に立ち向かうことができない、特に離婚に伴う不安に立ち向かうことができないと感じていることの表れである。彼女は、離婚をすれば必然的に不安な生活に立ち向かわなければならなくなるのである。横になったままでいるというのは、現実拒否のサインである。腰椎は、私たちの根底の安定状態を表現する。離婚は、深刻な精神の不安をもたらし、それが腰椎の筋にけいれんを引き起こした。

「心痛は反響する」これは強固な確信である。

外傷後の「瘢痕化《はんこんか》」

身体的事故を受けると（たとえ他人により引き起こされた事故でなくても、その事故が切り傷や出血をもたらさなくても）、自動的に恐怖や攻撃により、事故の被害者の心理的および身体的防壁が破壊される。外傷は負のエネルギーを生み出す。衝撃の波動は、全身を駆け巡り、私たちの身体の弱点に達する。衝撃の波動は、その弱い部分で病変*を引き起こす可能性が高い。障害がきちんと治療されると、大きい影響を受けなくなる。

しかしながら注意すべきことがある。一度目の外傷は、二度目の外傷にさらされると、思いもかけない肉体的あるいは心理的な形で突然強く再発するおそれがある。

治療者は、私たちの身体の弱い所の痛みを取り除き、バランスを回復することができるが、本当の意味で「治す」ことはできない。

攻撃や事故あるいは外傷は治らない。適応し相殺するのである。事故の影響は必ずしも現れるものではない。しかし隠れた痛みはいつでも表出する状態にある。そして事故によりもたらされた不安な気持ちは、強弱はあるが常に潜在している。たとえ見た目の後遺症がなくても、その出来事は私たちの心とニューロンに永久に刻まれる。

瘢痕化とは、肉体的であると同時に感情的である。運命を受け入れるのは難しい。なぜ事故が起きたか、組み合わさったパラメータをすべて集めるのも同様に難しい。精神そして肉体の再構成をする努力が必要である。捻挫*や靭帯の断裂*あるいはすべての関節の事故は、生理的に周辺組織の変化をもたらす。同じ外傷を幾度も繰り返すと関節症のような進行性の病変を引き起こす。事故により生み出された恐怖やストレスという感情的なものが、私たちがそれまでに経験したことに追加される。時には、明白な直接的因果関係がなくても、私たちは皆「一滴の水が花瓶を溢れさせる」という原則を知っている。ほんの一滴が非常に大きな損害を引き起こし、真の抑うつ症になる人もいるのである。

オディルは三回も続けて自動車事故に遭い、むち打ち症*になった。彼女は頸腕神経痛（一般に上腕神経痛と呼ばれる）で苦しんだ。外傷を受けるにつれて「オウムのくちばし」骨棘《こっきょく》（骨増殖体）*が頸椎の靭帯付着部に形成された。彼女は、しばしば頭痛と尋常でない胃の痛みおよび背中の痛みを感じた。繰り返し受けた外傷が起こした病変パターンは、他の関節あるいはいくつかの器官に投射痛を起こす可能性がある。保険会社は、オディルが事故の原因ではなく、衝撃は後方からやって来たということを認めている。しかし三回事故に遭うのはやっぱり多い！　彼女は、「どうして私は三回の事故を引き寄せてしまったのかしら？　わざと事故をしたのではないのよ！」と繰り返し言った。彼女は「不愉快な車との出合い」について客観的な説明を見つけられず、それ以来電車で通勤することにした。そして「私が電車を脱線させなければいいのだけれど」と付け足した。彼女は、回避的態度を取るようになり、心の底にある種の迷信を持つようになった。「私は前より傷つきやすくなった気がするわ。この不安な気持ちに耐えられないの」と彼女は打ち明けた。オディルは、このような呪いを追い払うことができず、夫婦生活も失敗だった。

痛みは思い出せるか

肉体的な痛みを思い出そうとするのは、ほとんど不可能である。あなたは「痛かった。とても痛かった。恐ろしく痛かった」と言うだろう。このとき、あなたはもっともらしい痛みの等級付けをしているかもしれないが、この痛みを頭の中で再現することはできない。しかし色や風味あるいは精神的苦痛は容易に再現できる。脳は肉体的苦痛を記憶するが、それを再現できない。脳は外傷を受けたとき無数の情報も記憶する。

時間がたち距離をおいてみると、事の成り行きは戻って来て、徐々に構成される。つまり私たちは、場所、天気、物音、におい、周りの動き、自分たちに向けられていた注意、誰が注意を払っていたのかなど、驚くべき正確さで出来事を再編成できる。

痛みがなくなり関節が回復すると、「脳に刻まれた外傷の記憶」は、私たちの行動に変化をもたらす。私たちの身体は、防御の姿勢、自分の殻に閉じこもる姿勢、関節のバランスに有害な相殺的姿勢を取る傾向にある。外傷後は、このような姿勢にならないように見守るべきである。なぜならこういった姿勢は、関節系に他の神経痛を発生させるからである。関節系は、悪い姿勢を長い間保持し過ぎると疲れてしまい、脆弱性を増してしまう。

外傷は治るか

外傷は完治しない。外傷は、私たちの生活において避けられない一要素として肉体面と感情面に私たちの中に記憶される。外傷は私たちの「履歴書」の一部である。完治はしないが、私たちは外傷が大きな症状として現れないようにすることはできる。

見た目の治癒、修復、リハビリに加えて、どんな外傷も病後の静養期間と心理的な治療を必要とする。外傷を分析し、なぜ外傷が起きたのか、外傷が何を変えたのかを理解し、否定的な要素と肯定的な要素の配分を知る必要がある。防壁が外傷により打撃を受け、破られ、ひどく損傷を受けたら、それを受け止め、精神的だけでなく肉体的にもバランスを取り戻し、受けた攻撃に立ち向かうようにしなければならない。

この身体と精神的バランスの調和のフェーズにおいて、各自の反応の違いには時として驚くべきものがある。頑強と思われていた人が自分の苦痛に閉じこもり、恐怖に拒絶反応を示すことがある。そして弱いと思われていた人が困難を乗り越え、医師や自分自身が課した禁止事項に背くことがある。つまり状況に適応し、自分のできることを証明するのである。

ジャンは、公共事業会社の社長である。彼はリーダーになるために生まれてきたような人物である。朝から晩まで仕事で一日に四～五時間しか眠らない。従業員たちは、彼を「規格外」の人物とみなしている。

しかしながら身体には限界がある。ある日、彼は居眠り運転をして木に衝突した。幸運にもエアバックが起動し、身体への衝撃や影響を軽減できた。しかしこの事故は、ジャンに心理的影響を与えた。今まで迷わず行動していたが、事故以来、躊躇《ちゅうちょ》をし始めた。彼は決断できなくなっていた。ジャンは、皆を圧倒していたリーダーとしての揺るぎない自信を失った。彼の会社は相変わらず好調ではあったが、競合他社は少しずつシェアを拡大していった。ジャンは私の元へ瀰漫性《びまんせい》の痛みのためにやって来たが、彼の心の乱れの方が目立った。彼は、リスクを取って成功を収めるという経営者としての自分のイメージを見出すことができなくなっていた。事故はジャンの自信まで損ない、彼は自分の社会的位置やイメージを失ってしまった。もうひとりの自分の弱い性格を受け入れることも、それに対処する心の準備もできていなかった。彼は精神療法士の診察を受けたくなかった。誇り高く妥協しない人々が主張するのと同じように、「私は気がふれているわけではない」と私に言った。彼は一人で考えたいと言い、一人で結論を出した。それ以来、彼は世間が持つ自分のイメージに距離を置き、生活のリズムを変え、仕事を減らし、睡眠の量と質を改善し、バランスの取れた食事を取るようにした。ジャンはまだ少し肩が痛いが、体調は以前より良い。何よりも彼はもはや自分自身のイメージの奴隷ではなくなった。

事故は、逆説的に、よい「出会い」にもなり得るのである。

ある若いスポーツ選手は、長期間のリハビリが必要となった合併症を伴う膝関節の捻挫に襲われた。彼はその捻挫の後、彼の世話をしてくれた理学療法士と接することで解剖学と生体力学に興味を持った。彼は最終的に自分も理学療法士になり、スポーツによる外傷を専門とした。今ではこの分野では彼の右に出る者はいないほどである。「僕は自分の仕事に情熱を傾けている。もしあの深刻な捻挫をしなかったら、僕はきっとこの道には進んでいなかった。今とは違う人間になっていただろう!」と彼は嬉しそうに言った。

私たちは偶然など存在しないと言いがちである。それはおそらく本当であろう。しかし人や出来事との出会いは、謎に包まれたままである! 私たちは常に人生の答えと意味を探している。外傷が起きた理由を考えようとするのは、リハビリの一部であろう。苦痛の根本的原因を探すこと、苦痛からのメッセージと感情的要素を理解すること、自分自身の弱さ、寿命と向き合うこと、どれもが外傷後に探求すべき興味深い問題提起である。目的は行動レベルと心理レベルでの探究をし、治療の最適な方針を見つけることである。

事故の直後に診察を受けるべきか

私はここで、全身の検査を緊急に行うために入院が必要不可欠となる重篤な身体的病変を引き起こす激しい事故について話しているのではない。もっと軽傷で少なくとも骨折や出血あるいは内臓の病変を生じさせない外傷においては、すぐに診察を受ける必要があるかは確かではない。外傷を受けた人は、まだショック状態で茫然自失している。そして「衝突力」は、まだ身体に悪影響を及ぼし終わっていない。苦痛と他の症状は一般的に衝撃を受けた数日後に強まる。

エロディーは、壁の上から落ち肩と首を痛めた。彼女の恋人は、エロディーにすぐに「素晴らしい治療」を行うらしいという治療者に会いに行くように勧めた。彼女は外傷を受けたその日に診察を受けた。治療の後、経過はそれほど悪くなかった。しかしその日の夜と翌日、痛みが激しくなった。彼女の恋人は驚き、心配して治療者に電話をした。すると治療者は、その痛みは通常の反応であり、すぐに消えると説明した。残念ながら痛みは全然消えなかった。エロディーの調子が良くなるには、三週間必要であった。彼女は治療者が正しく施術をしなかったのだと思った。しかし実際には治療が早過ぎたのだ。痛みがまだ終着点まで達していなかったのだ。すぐに治療するのではなく、鎮静剤と痛みを和らげるアドバイスを与え、エロディーを安静にさせておいた方がよかったのである。

痛みの甘受

身体は事故の後、まず外傷力と外傷の感情的要素を組み入れなければならない。そして外傷力と感情的要素を身体の弱点に達するまで放置する。外傷力と感情的要素は、その弱い所に定着する。患者は、外傷が身体を通る経路を分析する時間を取るべきである。そしてまた外傷の影響をよく考え、いかなるフラストレーションも定着させることなく、回復期間を受け入れるべきである。外傷が強ければ強いほど、甘受期間は長くなる。

一般的に、次に挙げる四つのフェーズが外傷後にある。多くの場合、スポーツ選手のケースがこれに当たる。

・怒りとフラストレーション
・状況と事故の原因についての熟考
・瘢痕化あるいはリハビリの期間の甘受

・その選手の行うスポーツ種目への新たな取り組み方やスポーツに対する別な行動の取り方についての熟考（まだスポーツをするのが可能な場合）

第三章　リウマチ

「私は関節症です」。この言葉を一体何度私の診察室で聞いたことか！　関節症と関節炎を混同してはいけない。

関節症

関節症とは、関節軟骨の局所的摩耗を引き起こす変性現象である。関節症はその後骨まで達することがある。この疾患は、年齢、反復動作、閉経、遺伝、骨折、再発性の捻挫により引き起こされるが、炎症が原因ではない。関節症を引き起こすのは、主に好発部位に影響を及ぼすメカニカルな要因である。

軟骨

関節が動くとき、軟骨*は湿った石鹸が濡れた大理石の上を滑る程度のごくわずかな摩擦を受ける。年を取るに従い軟骨は滑らかさを失う。年を取れば取るほど軟骨はざらざらになり、炎症*を引き起こす。とりわけ滑液包に炎症が起こる。滑液包に炎症が起こると、反応により滑液を分泌し過ぎてしまう。そして炎症状態には痛みが伴う。軟骨が擦り減り過ぎると、関節の動きは骨と骨で行われる。しかし骨は、滑りを行うための形でもないし適応もできない。股関節や膝関節に関しては、関節が骨上で滑る状態になった場合、すぐに外科手術が行われる。

骨棘（骨増殖体）（通称「オウムのくちばし」）

脊椎の関節症は、炎症により靭帯*や小さい筋の石灰化を引き起こす。この靭帯や筋の石灰化が骨棘（オウムのくちばし）になる。骨棘は関節症の原因ではなく、結果である。この現象は痛みの同義語ではない。そして骨棘は、ある年齢に達すると誰にでもできるのである。

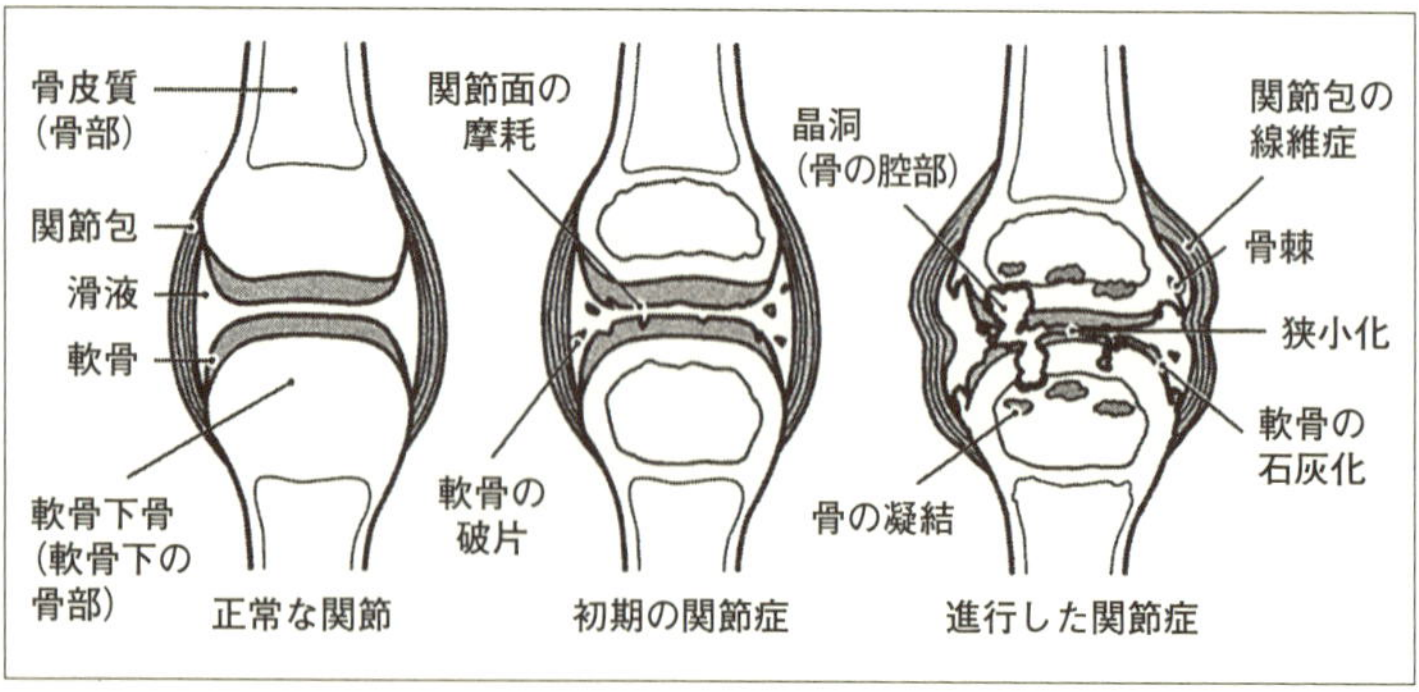

図2　関節症

長寿のしるし

メカニカルな原因による痛みは、力をかけた後や活動中に突然現れ、休息時に消え、夜間には感じない。しかしながら関節症を患っている人（特にメカニカルな摩耗による場合）は、目が覚めたとき一定の強直を覚えるが、日中には回復する。その反面、関節症にかかっていても気付かず苦しまない人もたくさんいる。関節症は男性より女性に三倍多い。五〇歳前後になると誰でも関節症にかかる。これは自然なことである！「人間の機械構造」は、あらゆる機械と同じように擦り減るからだ。関節症は長寿のしるしとまでいわれている。なぜなら関節症にかかるためには、すでに長生きでなければならないからである！

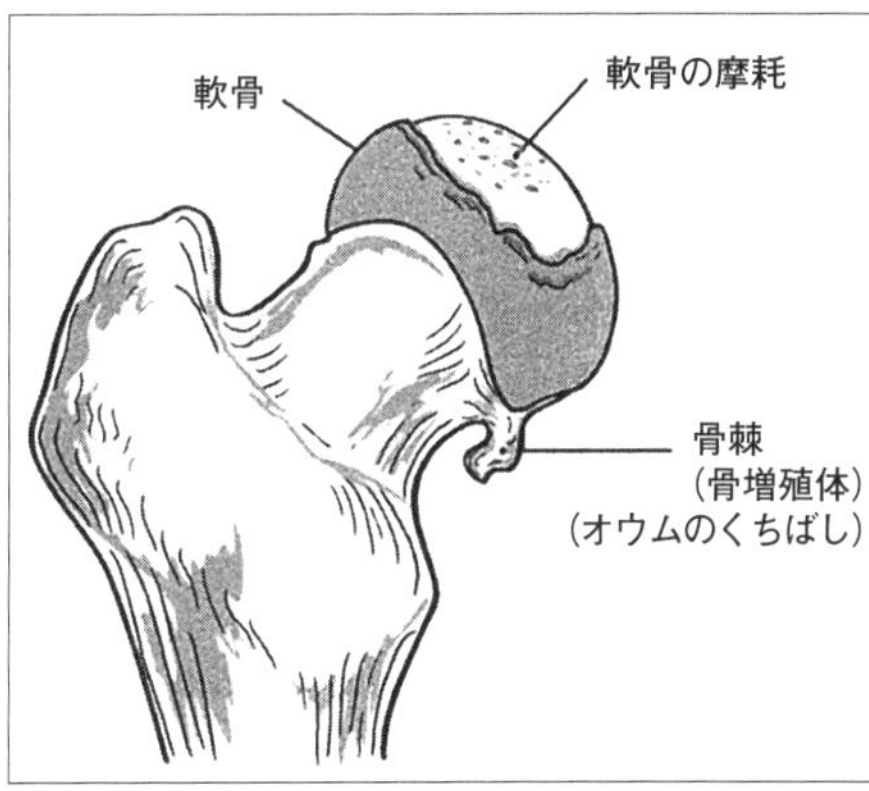

図3　骨棘

何をしなければならないのか

関節症は関節を強直させることを忘れてはいけない。関節の動きの振幅を維持するには、動くこと、ストレッチング、柔軟体操、体操、自転車、水泳（冷水は避ける）などをしなければいけないし、乳製品の摂取量を減らして摩耗した関節に起きぬけに高い負荷をかけるのを避けなければばいけない。

効果のあるエクササイズ

ぶら下がるという行為は、自宅の部屋に棒を設置できるので、理想的なエクササイズである。まずは支える体重を軽くするために、足をスツール（あるいは椅子）にのせたまま非常にゆっくり始めること。それから肩を徐々に緩め、スツールを押しやる。そして数秒間ストレッチングの姿勢を維持する。

急激にぶら下がると肩の筋と靭帯を傷つける可能性がある。

私たちは、食生活にも気を付けるべきである（第四部、第三章二二九ページ参照）。頚椎関節症により引き起こされる現象は、「第三部、第七章　頚椎」（一五五ページ）で詳しく説明する。

関節炎

関節炎は、感染や免疫、あるいは代謝が原因で起こる軟骨の炎症の悪化である。メカニカルな摩耗である関節症と違い、若者でも関節炎にかかることがある（若年性関節炎）。関節炎は、理論的には予測不可能な自発性炎症の悪化により特徴づけられ、明確なメカニカルな問題という論理では説明できない。そのため夜間であろうが休息時であろうが、急性あるいは慢性の痛みが突然起こる。関節炎が発症すると、関節は多くの場合、腫れてほてり、ピンクがかった赤色になる。

女性を特に攻撃するこの病気は、骨の変形を引き起こすことがある。寒く湿度が高いと関節炎の進行が速まることが、アングロサクソン諸国とスカンジナビア諸国で確認されている。関節炎の原因は正確には解明されていない。しかしまず遺伝的影響が考えられる。環境要因、ストレス、過剰活動、感染、免疫不全、そしてまた食生活も重要な役割を果たしている。

変形リウマチ性多発関節炎あるいは若年慢性多発関節炎

マルチーヌは、快活でやる気のある野心あふれる若いエステティシャンである。彼女は、エステティックサロンを開いたばかりであった。自分のお店を持つことをずっと夢見ていたのだ。実際にサロンを開き、彼女は自分自身を信頼していたし、エステティシャンとしての実力にも自信があった。開店するとすぐに予約台帳は何日間も予約でいっぱいになった。お客さんは、彼女は「妖精の指」を持っていると言ってくれた。しかしながら、ただ一つ借入金が彼女を不安にした。会計について完璧には知らなかったのである。長期借入金を返済することができるのだろうか。彼女は疑い始めた……ある朝、彼女は目覚めると指がしびれていた。日に日に指が収縮し、変形していくのを感じた。リウマチ専門医の診察を受けると、変形リウマチ性多発関節炎と診断された。「私の指は魔法使いのようだわ。エステティシャンとして耐えられないわ！」彼女は、しばらくの間、打ちのめされた。

しかし、彼女は勇敢にも薬に頼らず苦痛と向き合う決心をした。手と足部の炎症は、すべての関節まで広がり、顎を動かすときには苦痛と困難を伴った。

マルチーヌは、身体的変形を時にはポジティブに捉え、時にはネガティブに捉え問題視しないようにした。無視することにより恐怖が自分の身体の弱点を見つけるという悪循環から何とか逃れたかった。彼女は定期的にさまざまな自然療法の治療者の診察を受けた。治療者は、それぞれ治療やアドバイスで彼女を助けた。短期間の炎症の悪化はあるものの、調子がよくなるまで六か月かかった。指とすべての関節を動かすのに六か月の努力をした。病気に屈せず、病気を定着させない意志と精神力が六か月必要だった。そして正しく栄養を取ることに気を配るのに六か月かかった。

強直性脊椎関節炎

強直性脊椎関節炎は、頻繁に若い男性がかかる慢性の炎症性リウマチ*である。痛みは夜間に背中の下方に突然現れる。休息しても痛みは治まらないが、運動をすると痛みが和らぐ。一般的によくいわれるように、夜間痛には注意するべきである。なぜなら夜間痛は、内臓の問題や炎症性リウマチの発症のサインだからである。よくあるメカニカルな原因による痛みは、活動により増大し休息により軽減する。

ジェレミは、日に日に悪化する背中の痛みで私の診察を受けに来た。「万力に挟まれているような感じです。肋骨で締め付けられるのです」と彼は言った。触診では痛みのゾーンを明確に特定できなかった。しかし椎骨全体が痛く硬くなっていた。彼の痛みは力仕事をした後や外傷後に現れたのではなく、時間をかけて知らぬ間に定着したのである。レントゲンは、仙骨と骨盤の関節の損傷を示していた。ＨＬＡ　Ｂ27（遺伝性の特色を持つこの種の病気における活発なたんぱく質）の検査は陽性であった。

強直性脊椎関節炎にかかった患者は、病気に立ち向かい、病気に対する薬の効果を把握し、最適の投与量を自分で見つけなければならない。私はジェレミに以下に挙げることをアドバイスした。

・ホメオパシストの診察を受ける。
・食べ物に注意する。
・特にすべての動物性タンパク質を取らないこと。
・少量の水を頻繁に飲むこと。
・一週間に一度サウナに入り毒素を取り除くこと。

強直性脊椎関節炎にかかっている人は、鼻を刺す特徴的な体臭を出す。なぜなら皮膚は、他の器官が取り除くことのできないものを排泄しようとするからである。私は彼に定期的に理学療法士と一緒に強い力をかけないリハビリをするよう頼んだ。柔軟体操は、ソフトにゆっくり行わなければならない。

この病気は長時間にわたる戦いである。しかしながら、病気とうまく共存できる患者もいる。

何をしなければならないのか

・全身の検査を受けるためにリウマチ専門医*の診察を受け、提案された薬物療法とそのリスクおよび障害について尋ねること。
・セルフ・メディケーションは勧めないが、あなたが少し自分自身の医者になることを勧める。つまり、苦痛や症状に耳を傾け現象を理解しようとするべきである。
・ホメオパシストの診察を受け、あなたの体質に合った治療法を勧めてもらってもよい。
・水の中で段階的にリハビリを行うこと。
・赤身の肉をできる限り食べないこと。
・すべての乳製品をやめるのが賢明である。
・この病気が発症するには諸条件が重なる必要がある。なぜ、どのように発症したかを分析することも興味深い。時には取るに足らないちょっとしたことで、強直性脊椎関節炎を引き起こしてしまうことがある。
・強直性脊椎関節炎を引き起こす要因を探すこと。つまり、人との衝突、仕事の問題、事故、外科手術、飲み過ぎや食べ過ぎなど。
・精神面および栄養面を自分で治そうとすること。治療者の助けを借りて行ってもよい。
・損傷した関節を繊細なやり方で柔らかくできる手技療法者の診察を受けること。
・鍼灸師、薬用植物療法士あるいはソフロロジスト（精神集中効果療法者）の診察を受けてもよい。たくさんの治療法が存在するが、大切なことは自分が選んだ治療者を信頼できることである。しかし、決して治療者に依存してはいけない。

骨粗鬆症

骨粗鬆症は、骨のタンパク質網の密度減少である。密度減少は、レントゲンを撮ると骨と骨梁が透明に映るのでわかる。骨がスポンジ状になっているのである。その場合、カルシウムの摂取不足か、吸収不足あるいは消化器系疾患が疑われる。多くの女性は、骨密度計*で測ると多かれ少なかれ骨粗鬆症である。たとえ骨折のリスクが高い報告書を読んでも過剰に怯える必要はない。骨粗鬆症は、女性にはよくあり、いくつかの病気を除けば閉経に起因するということをわかっていただきたい。閉経期には、複雑な仕組みによりカルシウムが定着しにくくなり、失われていく。私たちの身体には二四個の椎間板があるので、年を取ると何センチか身長が縮むのは普通である。それぞれの椎間板が一ミリ縮めば伸長が二〜三センチ縮むことになる。軽度の骨粗鬆症なのか深刻な骨粗鬆症なのかを見分ける必要がある。

アドバイス

・骨粗鬆症にならないようにするには、カルシウムの豊富なミネラルウオーターを飲むのがよい。地域によって水はカルシウムを豊富に含んでいる。最も有名なメーカーでは、エパー（Hepar）やコントレックスをお勧めする。

・最も吸収しやすいカルシウムは、グリュイエールとコンテおよびボーフォールというチーズに含まれている。昼食前に一切れ食べるとよい。

・動くのも素晴らしい薬である。なぜなら運動は、骨形成に有用な細胞をもたらす血液の循環を促進するからである。

・「質の良い太陽」を積極的に浴びること。つまり赤外線が少なく紫外線が多い一一時前と一七時以降に太陽光を浴びるべきである。骨の健康には、ビタミンDの摂取と太陽を組み合わせること。

・医者や薬剤師により処方された一日分の投薬量を正しく守り、冬にビタミンDを摂取することは大切である。

注意！　骨粗鬆症は、骨減少症ではない

骨減少症は骨の密度減少である。椎骨骨折の六〇パーセントは、骨の密度減少に関係する。この場合マニピュレーションは、絶対してはいけない！　八〇歳以上の半分以上は、骨減少症に起因する椎骨骨折を起こす。（出典 Impact Medicine）

医学の進歩

著しい医学の進歩は、激しい苦痛を克服するために実現された。モルヒネとその派生薬品を使うと多くの場合、耐えられない痛みの限界を超えないようにできる。医学の進歩は、リウマチ性の慢性の痛み、事故後の痛み、そして一般的に反復性の身体の痛みに関してはまだ十分とはいえない。私はいくつかの進歩に異議を唱えるわけではないが、治療はまだ対処療法だ。抗炎症剤*は、すぐに強い毒になる。名高いリウマチ学者は「抗炎症剤の効果は立証されたことがない」とまで断言している。

膝関節症に関しては、粘性の液体を注入すると痛みが緩和され、効果が一年間長持ちするというのは注目すべきである。人工関節手術は、人工股関節に関して明らかに良い結果が得られるが、膝人工関節に関しては少し微妙である。

しかしながら、医療工学の偉業と大きな進歩を称賛するべきである。関節造影*、ＭＲＩ、エコー造影は、どれもが高性能になっており、非常に精密な診断をくだすことのできる方法である。しかし、必ずしも診断が治療に反映されているわけではない。関節造影、ＭＲＩ、エコー造影の画像の解像度は驚異的だ。これらの画像診断は、一つも腰椎関節症あるいは椎間板ヘルニア*を逃さず見つけ出すことができる。しかし手術が必要でない場合、治療はどうしたらよいのであろうか。

患者は、私の診療室にＭＲＩの画像を持ってやってくる。多くの場合、第四腰椎椎間板と第五腰椎椎間板のへたりという診断になっている。どんな治療ができるであろうか。私は、一般的に急性の激しい痛みが現れたときに診察を受けに来るようアドバイスをする。そうすると、このような痛みの原因をきちんと理解できるからである。たとえば、ぎっくり腰*は問題の原因ではない。長時間の力仕事、不適切な食生活、心理的緊張、腸の障害、前立腺あるいは婦人科の問題、不適切な足への荷重など、数多くのパラメータの結果である。椎間板症に適合したソフトで効果のある手技療法が存在する（オステオパスは、椎間板内圧と腰椎の静脈システムに作用するマニピュレーション（手技）による椎間板へのスペシフィックなテクニックを使う）。あなたの治療者にそういうテクニックを知っているか尋ねるとよい。

第四章　関節と器官の関係

人体の器官がうまく機能していると、関節は調子がいい。関節がうまく機能していると、人体の器官は調子がいい。つまり人体には、確固たる相互性の論理がある。そのため私たちは、身体を構成しているすべての要素に対して注意を払わなければならない。

投射痛

夜間に突然起こる関節の激痛には注意を要する。その痛みは多くの場合、内臓の投射痛である。つまりある器官が機能障害を表現したら、早急に診察を受けるべきだということである。内臓の投射痛は、軽い転倒をした後、強い力を入れた後、あるいは無理な姿勢を取った後に激しくなる。

アンヌマリは、とても自発的で家や庭で忙しく働くのが好きである。ある日タンスの下を掃除しようと膝を突いた。それから壁に付いている埃に届くように片足を伸ばした。彼女は立ち上がったとき、左の鼡径部に激しい痛みを感じ、「しまった、筋肉か椎骨を痛めたわ！」と思った。鼡径部の痛みは、そのときが初めてではなかった。痛みがなかなか治まらないので、私の診察を受けにやって来た。診察をすると、腰椎と骨盤には少し痛みがあるが、申し分のない可動性を維持していた。しかし、S状結腸（直腸の上に位置する結腸の下部）を触診すると、非常に激しい痛みを引き起こした。実際アンヌマリは、憩室*に起因するS状結腸の炎症で苦しんでいたのだ。下腿の伸展という動きが症状を引き起こしたか、悪化させた。「本当だわ。よく考えてみると、正直なところ間欠的な痛みがあったわ。常に自分の身体のことに注意するべきだったのね！」。こう彼女は締めくくった。

患者が自分の問題に対して明確な見解を持っており、治療者より前に自分で診断をほとんど断定しているとき、治療者は非常に注意深く対応する必要がある。患者というのは一般的に言って、あくまでも治療者に痛みのある部位に集中して治療を行うよう説得しようとし、他の部位を治療されることを望まない！　患者は、痛みの原因を知っていると思い、全身の検査を受け入れたがらない。アンヌマリのケースでは、S状結腸へのマニピュレーションは、腰椎と骨盤および股関節を触らずに、鼡径部の痛みを緩和することができたのである。

下の表は、事前の外傷がない場合の内臓から関節への主な投射痛を簡単に示したものである。バリエーションと例外はもちろん存在する。

腎臓の例を以下に挙げる。

腎結石あるいは腎感染（腎炎、腎盂腎炎）により引き起こされる痛みは多くの場合、腰椎と股関節および膝関節へ広がる。痛みは、腎臓自体の神経線維と腎臓を取り巻く神経線維により伝わる。

マキシムは、腰椎に広がった弱い痛みと左膝の局所的な痛みで、私の診療室にやって来た。問診では、膝と関係のある最近の外傷も昔の外傷も発見されなかった。しかしながら彼は「動かなくても夜遅くに膝が痛い」と詳しく話した。問診を続けると、

関節	関係のある器官
顎と上部胸椎	心臓
頚部	喉、鼻、耳、甲状腺
上部胸椎	肺、乳房、心臓
中部胸椎	肝臓、胃、すい臓、十二指腸（胃と小腸の接続部）
下部脊椎	腎臓、小腸（長さ７メートル）
上部腰椎	腎臓、結腸、尿管（腎臓から膀胱の管）
下部腰椎と骨盤および膝関節	泌尿生殖器官：卵巣、卵管、子宮、前立腺、膀胱
右肩	肝臓
左肩、上部胸椎	胃、すい臓
下肢	生殖器官、腸
膝関節、股関節	腎臓
足部	腎臓と生殖器官は、最も頻繁に足部の痛みを引き起こす。

彼の父と祖父は腎結石を患っていたことがわかった。それ故、私はマキシムの痛みの原因を理解し、彼に説明した。数日後、彼の表現によると、「僕は石のおしっこをした」。そして痛みはなくなった。

この相互連結の現象により、腎臓には症状が全くないのに膝関節に痛みを感じることがある。そのため臨床医は、関節の痛みに対して慎重かつ注意深くなくてはならない。背中の筋も器官と神経線維を共有している。その結果、背中の痛みは多くの場合、メカニカルな原因だけということはない。背中の痛みは、ある一つの器官が損傷を受けているサインかもしれない。

私たちの器官も関節でつながっている

私たちの器官も関節がある！　私たちが歩くとき、その一歩一歩の動きに対してすべての器官は動いている。すべての器官は、靭帯[*]と筋による圧力で保持されている。器官の可動性がアンバランスであったり、器官同士の関節が適切に行われていなかったりすると炎症が起きてしまう。

私たちは、一日に二万回呼吸をする。呼吸をするたびに私たちの器官は、横隔膜（呼吸を可能にする筋）の動きに従う。器官に一日に二万回行われる呼吸の動きとスポーツや日常生活のすべての活動の動きを加えてみよう。すると、内臓同士の協調が何百万回も絶えず繰り返し行われていることになる。内臓同士の協調がハーモニーを保って行われないと、炎症を引き起こす。

虫垂切除手術後の瘢痕は、虫垂の近くにある器官（腎臓、腸あるいは卵巣）に影響を及ぼし、それら近隣器官同士がきちんと関節するのを妨げる可能性がある。そして虫垂近くにある器官は、腰椎および下肢と特別の関係を持っており、虫垂近くの器官同士が適切に協調しないと、背中や股関節に痛みを引き起こし得るのである。

第三部　関節からのメッセージ

次に続く章の中では、私たちの身体が発するシグナルについて説明したいと思う。それぞれの関節について説明をし、関節が受けた外傷との物理的および生理的なつながり、そしてそれらの外傷が感情心理面へ及ぼす影響を説明する。理解の手掛かりを提供することにより、読者は自分の身体の状態（姿勢）および痛みに対してより注意を払うことができるようになり、体調管理に積極的に関わることができるようになるだろう。もしあなたが健康な関節を本当に手に入れたいと思うのであれば、スポーツをするときと同じように毎日を過ごしなさい。つまり、肉体、精神、心理面および衛生栄養面を考えて生活をしなさい。

第一章　足関節と足部

足部は二六個の骨、一一四の靭帯および約四〇の関節から成っている。この数字を両足なので二倍すると、私たちが地上に立って体重を支えるということが、いかに複雑かということに気づくだろう。歩行というものは、まるで小パイプオルガンの音楽演奏のように行われ、小脳*はバランスを取るために多数のパイプを作動させる。これらのパイプは完璧に調和の取れた動きをしなくてはならないのだが、音が一つでも狂うと楽器全体に不調をきたしてしまう。足関節は、脛骨と腓骨の下部から成り、距骨と関節している。足部と足関節は二つで一体のシステムなので、以下の文章では、読みやすさを考慮して、このシステムを指す場合「足」という一般的な表現を使うことにしよう。

足の機能

人間は、二点の支えのみで動く不思議な動物である。この状態には適応したが、身体を垂直にすることで弱点ができた。私たちは二足歩行動物であるが故に同じ体重の四足歩行動物とは違い、全体重を二本の足で支えなければならない。足は、直接地面と接触することにより地面の硬さ、凹凸、不連続性、地形の起伏など、私たちの身体の安定を守り維持するために必要なすべての情報を即座に大脳へ送る。そして文字通り、私たちが「地に足をつけて」現実とコンタクトを保つ役割を果たしている。また足には優れた感覚能力があり、そのため靴の中にほんの小さな砂粒が入っただけで痛くて歩けなくなることがある。

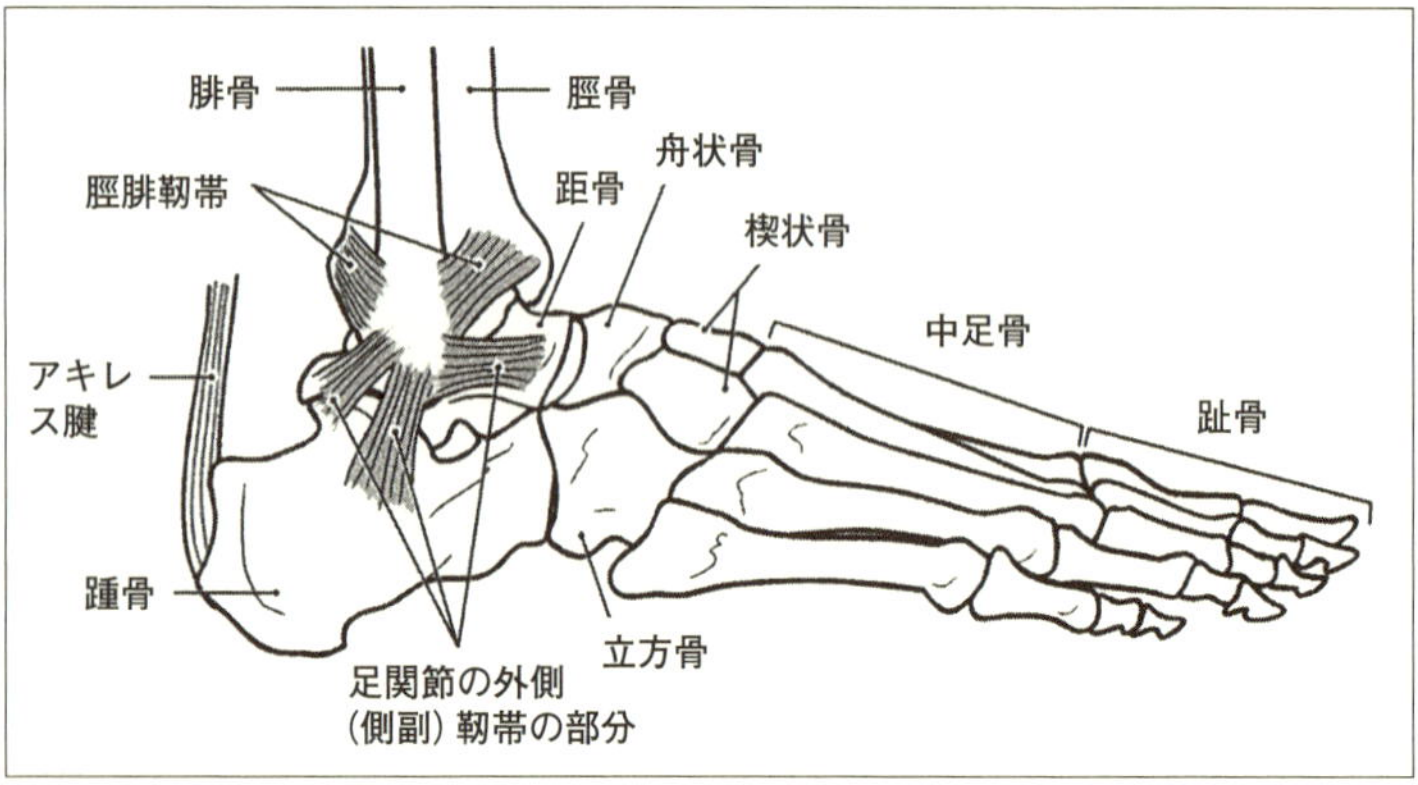

図４　足関節と足部

足と器官との関係

すでに言及した（第二部第四章の中の「投射痛」）ように、足底弓には身体の各部位と正確に対応する仕組みがある。その仕組みは、時として細か過ぎるように思える。たとえば、足の部位から脳下垂体の機能障害を特定して治すのは私には難しいと思える反面、来院した大勢の患者を診ることにより、足と腎臓および腸との関係を明らかにすることができた。話を大幅に簡略化すると、足底弓の内側部は泌尿生殖器領域に対応し、足底弓の外側部は腸の領域に対応していると考えている。つまり、足底弓に痛みがあるときには、これらの領域に問題があることを意味する。

足が表すもの

私たちの根である

足は動く私たちの根である。「両足でしっかり踏ん張る」という表現が示すように、足は身体を地にいかりを下ろすように固定し、肉体的・精神的に安定させる。足部－足関節系に変形があるとこのバランスが崩れ、不安・内気・行動の抑制という精神の不安定な状態を引き起こす恐れがある。

現実との接点

足は、私たちの脳と物事の現実および具体的なものとを結びつける役割がある。そのため、足は脳に対して注意するよう促す（歩きながらよそ事を考えてはいけない）。軽率な人、あるいは何か心配事のある人は注意力を欠く。足と脳の間の接続が折り悪く一瞬途絶えるだけで、足は地面の現状とのコンタクトを失ってしまう。この一瞬の喪失は人が足を滑らせたり、ひねったりするのには十分であり、そうなると捻挫を起こす可能性は高い。ある人が頻繁に捻挫を起こす場合、そのときのシグナルははっきりしている。そのような人の頭の中は、考え事でいっぱいで身体がおろそかになっているか、それとも身体が特別に注意を必要としているときである。このような人は、弱った靭帯*を見つけたり捻挫そのものの治療に加え、具体的なものとの関わりを学んで、夢と現実のバランスがうまく取れるようにしなければならない。

不安定さ

足が不安定なのは肉体的・情緒的に、あるいは人間関係が不安定であることを表している。

フレデリックは、自分がしたくない仕事の面接に行くことで頭を悩ませていた。とは言いながら彼は面接に足を運んだ。なぜなら働かなくてはいけないからである。考え事をしていたために彼は足をひねり、捻挫を起こしてしまった。そして約束の時間に足を引きずりながら（跛行）現れた。彼は足の痛みのせいで面接をいい加減に受けて試験に滑ったが、面接の結果には内心喜んだ。彼の捻挫は提示された仕事に対して興味が湧かなかったことの表れだったのである。

姿勢

言葉で騙すことは簡単だが、身体を騙すのは難しい。自信という「ついたて」の後ろに隠れているものを足および手の位置がすぐに暴いてしまう。踊っている人を観察してみなさい。最初は構えに非常に注意を払って動作を制御するが、徐々に注意が散漫になり内に隠れているものが姿を現してくる。

（脳からの）指令と指令の拒否

脳の指令に従わない足は躊躇《ちゅうちょ》する。反対に躊躇しているように見える足は、気持ちとの矛盾を表しているのかもしれない。片足ずつに体重をかけて踊るのも躊躇の表れである。そのような人は、計画の決定や進むべき道を選ぶときに決断することができない。

成長

一〇代の青年は、成長が速過ぎるとその物理的基準をなくしてしまう。そうなると身体図式（訳注——暗闇であっても自分が蚊に刺されれば、即座にその身体箇所に手のひらを持っていくことができる。このような場面で働いている身体に関わる潜在的な知覚の枠組みのことを、身体図式という）は欠如し、動作に秩序がなくなり、あちらこちらにぶつかって簡単に足をひねってしまう。一〇代の青年は、すでに「子ども」ではないが、まだ完全に「大人」になったわけではない。

両足をくねらす

「足が砂の中にある」状態あるいは不安定な状態とは、精神面での構築不足、何かに立ち向かうことへの恐怖、および未来に対しての懸念を表している。

絨毯に足を取られる（見られていることなどにより緊張する）

身体は前に進むのだが足がそれについて行かない。なぜならば、脳が意志にブレーキをかけているからである。このことは見られていること、観察されていること、評価されていることへの恐れ、あるいは過剰な内気（恥ずかしがり）の表れである。

足を引きずる

足を引きずるという行為で、その人はそこにいたくないあるいは行きたくない、または行動したくない、対決したくないという意志を無意識にわからせようとする。

足を組む

足を組むことは、自己防衛意識あるいはさらにその人が閉ざした状態であることの表示である。横になっている人を観察して、もしこの人が足を組んでいたならば、この人は完全にはくつろがずに自分の領域内に閉じこもっていると同時に、恥じらいをも表しているということである。

バネに乗っているような人（落ち着きのない人）

バネに乗っているように見える人は、誰かからあるいはトラブル状態から無意識のうちに逃れたいと思っている。このような人は一つの小さな領分にとどまっていたくないので、不可能と知りつつもその状態からうまく逃げる道を探す。そのような人の場合、関節よりも筋の問題を起こすリスクがある。

動きが速過ぎる

小走り、あるいは非常に早足で歩く人は、人が近づいたり人に支配されることを嫌う人だ。このような人は他人を避けるだけでなく自分の人生（存在）からも逃げている。

足が内向きで膝は屈曲している

足が内向きで膝が屈曲している人は、その人物の消極的・内向的な態度の表れであり、いろいろな出来事に対する懸念、あるいは防衛不足の表れである。その人の弱さが知られると、強者の言いなりになってしまう危険がある。言いたいことが心の中で堂々巡りをし、その感情を表現することは難しい。

活動的な足

前例とは反対に、エネルギッシュな人の足は活動的である。しっかりと地を踏みしめ、いつでもジャンプや前方に飛び出せる体勢である。

「一番」はしっかりした支え

私たちが立つときの最もよい姿勢とは、両足を少し外旋させて（時計の針でいうと、一一時五分の位置に足を開く）しっかり地面に据え、胸郭を前方に押し出した身体の状態である。このように自然に自信を表現することで、あなたは試験官あるいは大勢の人の前で、その場の状況をうまく乗り切ることができるだろう。身体をしっかりと空間の中に存在させ「両足は地を踏みしめる」と、行動はごく自然についてくる。そして、その行動から広い心と対話力が見てとれる。このような姿勢のとき、私たちはメッセージを受け止めやすくなり、言葉がすんなりと出てくる。健全な精神と肉体から正しい姿勢は作られ、正しい姿勢は社会的に良好な態度を導き、逆に悪い姿勢は社会的悪い挙動をもたらすのである。

足部と足関節の障害

捻挫

捻挫は足部が主に被る外傷であり、これは脛腓靭帯あるいは外側側副靭帯をひねることを指す。一度も捻挫をしたことがない、あるいは捻挫までいかなくても、一度も足首をひねったことがないというのは、人の一生の中ではまれである。

外反母趾

外反母趾とは、母趾が外側に向かって変形することである。女性に非常に多く見られ、腸に問題がある人にさらに多く見られる。原因は不明だが、このことは統計的にかなり顕著である。祖母、母、娘が全員外反母趾*という家系もある。このように遺伝子は、足部に的を絞って発現することすらある！

モニックの足部には以前から軽い変形の傾向が見られたが、更年期に入って数か月後にひどい外反母趾になった。彼女はうまく歩けないと不満をもらした。そして外反母趾がもとで歩行に引け目を感じ、それが自分の行動にも影響するということに気づいた。「人は私の足だけを見るような気がする。それで人の目を気にするようになり、ますます緊張して不格好に思えてしまう。足の指一本くらい、大したことないはずなのに！」。

朝の起床時に針の上を歩いているような感覚を覚える

この感覚は、しばしばタンパク質の過剰摂取、あるいは水分の摂取不足と関連した腎臓の機能障害と関係がある。それでは何をしたらよいのか。水をたくさん飲んでタンパク質の摂取を控える。家族の病歴を調べると、結石の症例と重なることが多い。もし起床時にこの感覚が続くようであれば、医者に相談して腎臓の機能を調べてもらうとよい。

モートン病

モートン病は、筋の被膜が収縮して神経を締めつけるという性質のもので、間違った支点で何年も立ち続けたこと、および骨盤と身体全体のアンバランスを足部で相殺したことにより発症する。また足に合っていない新しい靴を履いたり、過度に長時間歩いたときにも、突如、このモートン病は発症する。圧迫された神経を緩めるには、八五ページのエクササイズをしたり、オステオパス*あるいは理学療法士*に相談するとよい。

足底弓の低下

足底弓が低下するのは年齢、閉経、疲労、ミネラルや微量元素*（二五一ページ参照）不足と関連がある。生理的に何かが起きた（たとえば、全身疲労が筋緊張に影響を及ぼしたとか、月経過多や腸内ポリープが原因で鉄分不足になったとか、まれに突然の落ち込みが原因になることがある）のである。足底弓を引き伸ばす施術や足専門医に診てもらい、足に合ったインソールを処方してもらうことが必要である。

坐骨神経痛

坐骨神経痛は、腰椎の椎間板ヘルニアにより坐骨神経が圧迫されることで起き、足部の感覚能力を妨げ捻挫のリスクを高める。足部神経系の九〇パーセントは坐骨神経*から来ていることを知っておかなくてはならない。主治医あるいは手技療法者（鍼灸師、オステオパス*、カイロプラクター*）に診てもらうこと。坐骨神経痛は、数か月、時として数年を経て症状が現れるので、直近の原因を探すのは無駄なことである。

両足のけいれん

両足のけいれんは静脈由来の可能性があり、しばしば両下肢が重いという感覚を伴う。これに対し、片足がけいれんする場合は、関節系あるいは神経系により関係していることが多い。また代謝が原因で両足が痛いということもある。これは肝臓および腎臓による尿素の除去がうまくできないことに起因する。

シモンヌは、夜中にふくらはぎの激痛と足の強烈なけいれんで突然目が覚めた。そして次のように言った。「睡眠中は動いていないのに！」。しかしシモンヌは、下腿と足部の筋が尿酸と乳酸に非常に敏感だということを知らない。おそらく単にチーズ（動物性タンパク質）を食べ過ぎたか、前の晩に水を十分に飲まなかったのだろう。

睡眠時の軽い不随意筋収縮がけいれんを引き起こし得る。けいれんは機械的な現象ではなく、代謝あるいは化学的な現象である。つまり、筋が老廃物を除去できていないことを意味する。けいれんが起きるのは循環の問題を示唆し、頻繁に起きる場合には、医療機関への受診が必要となる。

外傷

下肢に深刻な外傷（膝あるいは足関節の重度の捻挫、股関節の関節症、骨折の後遺症）があると、徐々に立位時に体重を支える場所がすべて変わってしまい、大脳は足部から送られてくる正確かつ適応した情報を受け取れなくなる。この肉体的に不安定な状態は、すでに患者が精神的に弱っている場合、その不安定さを増大させる。このようなケースは、累積効果と言ってもよいだろう。足部は精神に影響を及ぼす。事故で肉体的に傷つけられ不安定になると、行動面でも不安定になる。

フランスは寛大で快活な性格だが、バイクで重篤な外傷を負い、足部には障害が残った。以下はフランスが言ったことである。「自分の足が思うように動かないの。見た目はかなり悪いし、運動を続けてすることができない。地面をちゃんと捉えられないので落ち着かないの。まず初めに自信がなくなって、それから人との接し方が変わったわ。疑い深くなって、愛想が悪くなることがあるの」。

幸い彼女はリハビリを始め、オステオパス*と足専門医の治療を受けた。何度かの診察の後、彼女はこう打ち明けた。「やっと愛想がよくなったみたい！」

アドバイス

・足部を柔軟にし、地にしっかり立てるように最大限の努力をすること。「しっかり両足で立つと着実な人生を歩むことができる」ともいわれる。私たちの脳は身体から発信されるプラス情報を受け取ると、その情報は感情心理面に影響を及ぼす。両足にしっかり体重をかけて立ち、足に合った靴を履き良好な関節を持つこと。それが理想なのだ！

・足の痛みと日常の姿勢を関連づけるようにすること。両者の関係は基本的には物理的なものだが、感情的、精神的および対人関係にまで及ぶこともある。足の痛みと日常の姿勢の関連づけをすると正しい姿勢を見つけることができ、そうすることで、（精神の）安定と自信を取り戻すことができる。このように、おそらく外反母趾*が原因で足が内向きになってしまうと、自分の身体がいうことをきかないという印象を持つ。この外反母趾を治療すると、身体の安定が回復し、ひいては精神的安定が取り戻せる。

・身体の一番基本的な部分から、そしてあなたにとって些細に思えるようなことから始めること。たとえば、両足を一一時五分の角度で開いて安定させ、頭の上に柔らかい物を（落ちないように）置いた状態で歩く練習をする。足の位置がその他の身体の部分の位置を決めてしまうことを忘れてはならない。正しい姿勢が基礎となり、身体のすべての部分が論理に従い連鎖し構成されていく。朝の起床時および夜の就寝前に数歩歩きなさい。正しく歩こうとすると、自分の身体を感ずることができるようになる。

姿勢を変えることで、あなたの日常の振舞い（行動）を容易に変えることができるようになる。パスカルは次のように書いている。「神を信じたければ、まずひざまずきなさい」。このことは、身体の正しい姿勢が健全な精神を作るということを意味する。

・あなたがこの世に存在しているということをごく自然に示しなさい。物理的な存在で自己主張しなさい。足底部全体を使って立ち、体重を感ずるようにすると自信が得られる。

・自信がありそうな人を観察し、その良い姿勢を覚えておきなさい。彼らの姿勢維持の仕方、および歩き方を頭の中に視覚化しなさい。

・足指の変形、足底弓の低下、体重のかけ方が悪い、あるいはモートン病と関連して繰り返し起きる足部の痛みには、足専門医が作る固有受容インソール*のみを使用しなさい。このインソールは、足底にあるさまざまな神経を刺激し、空間における足の位置情報を小脳*（平衡感覚中枢）に送る。この情報は脳にとって欠かせないものであり、もしこの情報が来ないと脳は逆の、あるいは不適切な命令を出してしまう。足病学は著しい進歩を遂げ、今日では立位時に両足にかかる体重のバランスを回復させることで、固有受容器のリハビリにおいて最も重要で大きな役割を果たしている。

エクササイズ　一般的な方法、およびモートン病の場合

両足を壁につける。両足底弓の下にテニスボールを一個ずつ置き、足の下でボールを転がす。この動きを繰り返す。ボールを転がすことで静脈、リンパおよび関節に大きな効果がある。

・女性の皆さん、靴を選ぶ際は慎重に。日々の生活では流行を追いかけてはいけません。靴は先がとがり過ぎていてもいけないし（母趾を変形させないため）、ヒールが高過ぎてもいけない（腰椎を過剰に反らせないため）、母趾が当たる部分はきつ過ぎても緩過ぎていてもいけません（足指が「ハンマー状」に前方上方に変形するのを防ぐため）。靴は快適な靴を選びなさい。メーカーが販売する靴のモデルは多いので美しさと快適さの両方を得ることができる（健康を害してまでの「見栄え」はありません！）。

・定期的に足底弓をマッサージする。あるいは、それを配偶者にしてもらってもよい。なぜなら足は身体の中で最も圧迫を受ける部分だからである。足底の脂肪は緩衝の役目を果たし、圧迫による壊死を防いでくれる。

・もし自分の足が安定しないと感じたら、まずどの位置に足を運ぶのかということを目で確認しながら第一歩を踏み出すこと。そうすると脳は、足と地面との関係という重要なデータを記録する。そうすると、周りを見ながら以前よりも容易に歩けるようになる！

・スポーツをする人へのアドバイス。自分の身体のそれぞれの部分を意識すること。頭からスタートして足先まで、ついで足から頭へとゆっくり動かしながら意識するのである。身体のすべての部分をしっかり接続したら、徐々に運動を始めなさい。身体が空間の中で完全に流れるように感じられると、正しい動きや結果が出せる。

・地面からの衝撃を吸収し、緩衝効果のある良質の靴を履いて競歩をしなさい。靴を選ぶときは、試し履きをしてみる。靴を履いたとき身体が持ち上げられるような感じがしなくてはいけない。ミクロの外傷を減らすのには、舗装されていない柔らかいコースを選ぶこと。

・身体のちょっとした痛みや疲れに耳を傾けること。足部に慢性の痛みがあるのは正常ではない。

レントゲン上で疲労骨折を診断することは非常に難しく、その症状が表れて二、三か月たったころ、つまり癒合する時期にしかわからない。疲労骨折によっては回復に数年の月日を要する。

ジャックは、規則正しく競歩の練習をしていた。ある日、スポーツをしない人だったら気づかないような小さな痛み、しかし彼にとっては無視できない痛みを足部に感じた。これはジャックにとって大問題だった。かつてのように快適かつ効率よく走ることができなくなってしまったのだ。「僕は走ることでストレスを解消している。痛みなしに走れるように何が何でもしないといけない！」。いろいろな治療を次々受けてみたが、効き目はなかった。初回のレントゲン検査で、彼の足は問題なしと診断された。診た治療者たちは口を揃えて、原因はストレス、過労および足を酷使したことだと言い、休養を取るようにアドバイスした。

ジャックは、身体に間違いなく問題があることを確信していた。確かに二人目のレントゲン技師が足の小骨にミクロの骨折を見つけた。ミクロとはいえ、痛みを起こすには十分であった。彼はほっとした。現実に身体のトラブルを感じているのに、それが単にストレスあるいは疲労の問題だと聞かされるのは決して気分のよいことではない。

もっとも、彼は運動を中断してから一八か月後にやっと普通に走れるようになった。彼はユーモアを交えて私にはっきりこう言った。「こんなにも足に左右されているなんて知らなかったよ！」。

疲労骨折*の場合、足部に体重がかかるような運動を休止するだけでなく、飛び跳ねたり非常に硬い地面の上に立ち続けないことも必要である。サイクリングや水泳が望ましいのは、このような理由からで、このとき足部に体重は全くかからない。疲労骨折は、骨に起きる細い亀裂のようなものだといわれている。これはスポーツをする人によくあるけがで、特に申し分のない体調の持ち主に多い。この疲労骨折は、脛骨、腓骨および中足骨といった下肢の骨など体重を支える骨に起きる。

第二章　膝

膝の関節は人体の関節の中で最も大きく、大腿骨、脛骨および腓骨の三個の骨を結びつけている。腓骨は三個の中で一番もろい骨である。膝の骨が非常に頑丈だとすると、その関節は脆弱だ。理由は、私たちの姿勢が「二足歩行」だからである。この骨の集まりは、靭帯*および筋の腱の働きにより比較的安定している。私たちの膝関節は少しはめ込まれた形の半月板と関節していて、ジャンプの接地時に重要な緩衝装置の役割をする。スポーツをする人の膝関節は常にけがのリスクがあり、選手であれスポーツ愛好家であれ、十字靭帯*あるいは半月板の病変といった膝のトラブルが実に多く見られる。膝は肘（一八五ページ参照）と比較することができる。この膝も肘も二個の骨をつなぐ関節であるが、膝は体重を支えるので肘よりも脆弱だ。

膝関節の機能

膝は下肢の屈曲・伸展の動きを支配する。この関節は前方で固定されているが、後方へは大きい振幅の動きができるようになっている。この関節を使うと、服従や祈るときにひざまずくこともできるし、ジャンプ、跳躍や飛び出しに備える体勢になることもできる。

膝関節と器官との関係

女性の膝は生殖器官と関係があり、とりわけ卵巣と関係が深い。思春期の女子には、しばしば膝の問題が起きる。突然これと言った理由もなく、両膝が膨れ上がり痛くなるのだ。これをさらに詳しく調べると、卵巣も支配している神経が炎症を起こしていることが多く、その神経は腰椎から出ている。この場合、唯一するべきは思春期が終わるのを待ち、しゃがんだ姿勢や膝を伸ばすことを避け、体質についてはホメオパスに相談することである。

膝は腎臓とも関係がある。その場合は一般的に片方の膝だけに症状が現れる。通常は、食生活を変えて、念のために主治医に相談するとよい。

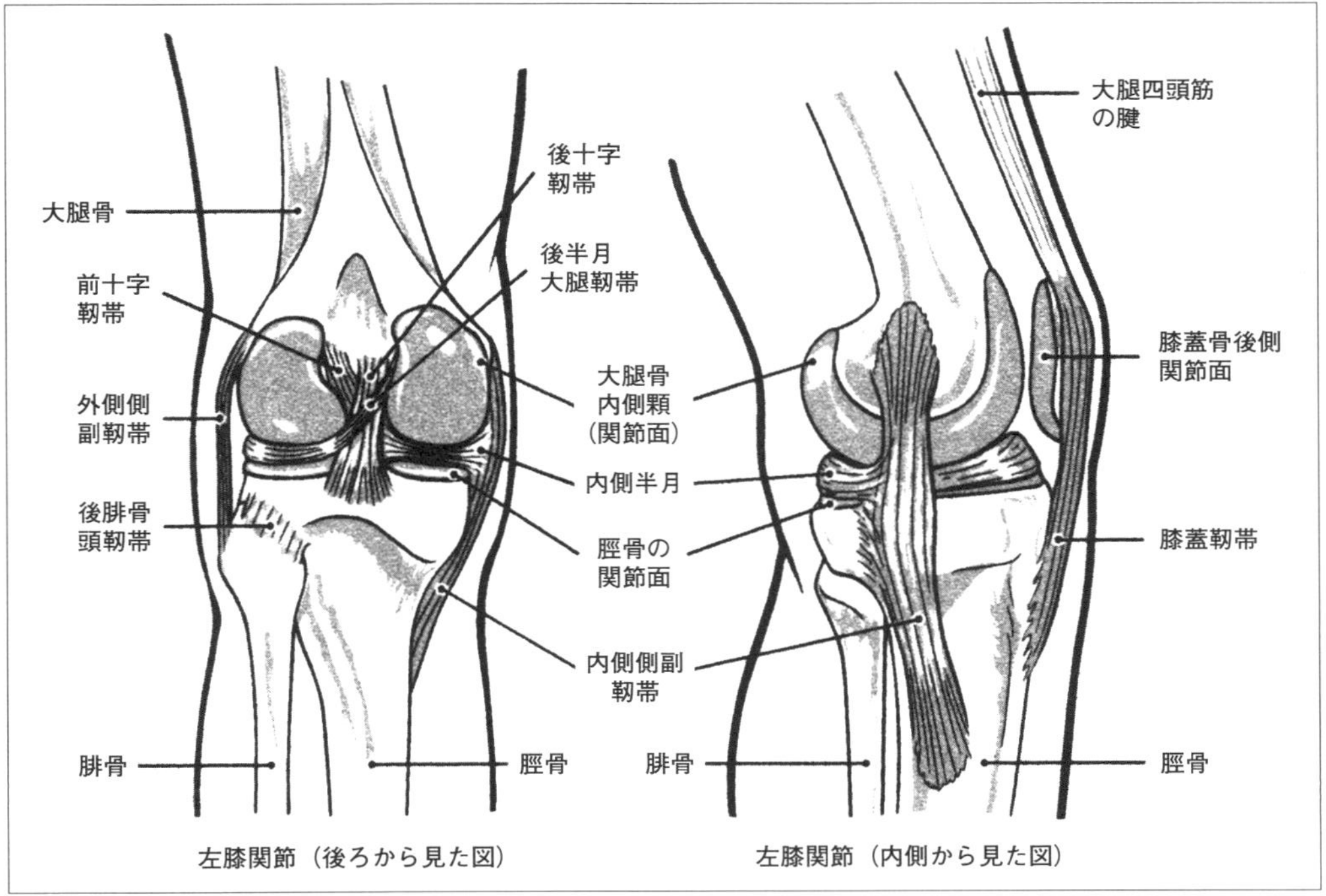
大腿骨
前十字
靭帯
外側側
副靭帯
後腓骨
頭靭帯
腓骨
脛骨
後十字
靭帯
後半月
大腿靭帯
大腿骨
内側顆
(関節面)
内側半月
脛骨の
関節面
内側側副
靭帯
左膝関節（後ろから見た図）
大腿四頭筋
の腱
膝蓋骨後側
関節面
膝蓋靭帯
腓骨
脛骨
左膝関節（内側から見た図）

図５　膝関節

膝関節が表すもの

自然な状態の膝の位置は、その人の快適な状態あるいは不快な状態、およびその人の自信の度合いを表し、社会に対する私たちの位置づけおよび行動を表す。じっとしている人を観察すると、膝関節が軽く屈曲した人と膝関節が伸びた人という二つの特徴的な姿勢に分けられる。

少し屈曲した膝

少し屈曲した膝は、自信の欠如、躊躇《ちゅうちょ》、何かに立ち向かうことへの恐怖感、存在の危うさ、内向性の表れである。膝が屈曲すればするほど、その人は消極的で、従順、あきらめている、あるいは内気であることが多い。人は被害者、疲労、落胆を感じたとき、膝はほとんど反射的に屈曲する。そのようなときに人は人生の重圧感やエネルギーの欠如、反応の欠如を見せる。時空間における基準点がわからないため自信をなくしてしまい、他人の判断や意見に感化されてしまう。この状態が一過性のものであれば、身体に大きな影響は及ぼさない。この姿勢は心理状態の反映に過ぎないのである。しかしこれが続くのであれば、問題はもっと真剣に考えなければならない。この膝を曲げる姿勢は、心理面が普段の振る舞いに及ぼす影響（内気、自閉、自信の欠如など）はいうまでもなく、靭帯のあるいは軟骨の病変を招き、時には骨性の病変さえ生じさせる。

常に身体の一か所に圧力をかけて姿勢を保つということは、文字通り、軟骨を擦り減らし関節を弱らせる原因となる。

営業のドロシーは、会社の重要な商談に失敗したという理由で部長に呼び出された。彼女は腰に広がった痛みで私の診療所を訪れた。アタッシェケースをいつも同じ側で持ち歩いているせいだと彼女は考えていた。いろいろ話をしているうちに、彼女の膝が少し曲がったのを見て、私はそのことを指摘した。すると彼女は私に次のように言った。「そうです！　まるで私の膝には自分で言った言葉が重過ぎたようです。最悪なことにこの感覚が一日中ありました。そしてこれが頻繁に起こるのです」。体重が彼女の望んだ個所に完全にはかからなかったのである！　かなり頻繁に起こるこの膝の屈曲は、腰椎の座りを完全に変えてしまっていた。しかし、この問題を認識したことは役に立った。私は彼女に鏡の前に立つように言った。そして自分の目の前に威圧的で圧倒される、さらには攻撃的な人物がいることを想像させ、次のように自分の姿勢を調節することもアドバイスした。「肩を下げ胸骨は前へ、額を相手の正面に向け、掌は前方へ開く」。これを声に出して行う。

伸びた膝関節

伸びた膝は主に自信、闘争心、元気、説得欲の表れである。身体全体の姿勢と首を伸ばした（つまり首が真っすぐな）状態が同時にある場合、膝はその人がどういう挙動をするかを顕著に表している。

・**野心**　野心家は、膝関節の伸展に加え、頭を高く上げている。支配者は、上半身を膨らませている。
・**リーダー**　自分が決めたことに他者を導こうとするのが指導者である。指導者は自分の意見を強要し、反論されることに耐えられない。
・**魅力**　プレイボーイは骨盤が前方へせり出ている。
・**動き**　活発な気性の楽天家の膝は伸展しているが、悲観的な人の膝はその逆である。
・**外観**　見せかけの世界に生きている人の膝は著しく伸展している。自分の空間、そして多くの場合、他人の空間を占めたいという欲求あるいは自分を見せて人を説得したいという欲求は、いずれも自信欲であり、これらは関節に影響を及ぼす。
・**挑戦**　人が挑戦するときの姿勢は、無意識に膝関節もロックする。膝関節を無理に伸展させた姿勢は、長期間続けるとメカニカルな緊張が起こり、膝を曲げている場合と比べ、軟骨の減り方が違ってくる。

ファビアンは、ある会社の上級管理職で会社の原動力であった。ファビアンがいるから「会社が回っていた」。彼は膝に半月板タイプの痛みがあって来院した。当然のことながら、私たちは次のような会話をした。「私は本当のところ内気なので、話をしたり指示を出す際は、信頼できる人に見えるように膝を伸ばして真っすぐに立たなくてはなりません」実際、彼の自然な立ち方は膝を曲げていた。無理に姿勢を変えたことにより、軟骨および半月板が炎症を起こしたのである。少し無理な姿勢は、ファビアンが力を抜きたくないことを物語っている。しかし、痛みを軽減するために彼がしなくてはならないのは力を抜くことである。常にプレイボーイモードでいる必要はない、ということを理解しなくてはならない。

それでは何が好ましいのだろうか。消極的な態度で膝の状態が良好なのか、あるいは積極的な姿勢で半月板に痛みを抱えているのか。何も変えずに深層の性格をそのまま出した方がいいのだろうか。

理想は、自分の身体を束縛感がなく柔らかいと感じられることである。もしあなたの膝が伸展でも屈曲でも良好と感じられるのなら、あるいは違和感や痛みを感じないのであれば、それは問題がないのである。もし今の姿勢がつらく感じるようになったら、手技療法士の指導を受け、徐々にその姿勢を変えることを学びなさい。膝の角度を数度変えるだけで快適な状態ができる。

膝の損傷

膝の神経の連結は高い精度を必要とする。神経、筋、十字靭帯*および側副靭帯が完璧に協調しなくてはならない。わずかな病変があると、歯車（膝）全体に影響が及ぶ。機械受容ニューロンが小脳*へ情報を正確に伝達できないと、下肢はその機能を適切に働かせることができなくなる。

膝関節は、はめ込み型の関節ではない。つまり膝関節は「支えが良くない」ので、神経の連結が完璧であることが不可欠なのだ。

膝の故障は、関節自体の機能障害であったり、あるいは転倒や捻挫をして、半月板や靭帯*が損傷した結果起きる場合がある。膝の痛みは、足部由来の上行病変あるいは脊柱や股関節由来の下行病変の結果である可能性がある。

ジュリーは膝の問題を抱えていたが、客観的な検査ではわずかな病変も見つからなかった。触診をすると、左足が硬く、足関節の可動域が著しく不足していた。もちろん私は彼女に足首の捻挫をしたことがあるかどうか尋ねた。「捻挫をしたことはありますが、ずいぶん昔のことです。ちなみにそれから一年以上の間、足部はずっと腫れたままでした」。足関節の機能に問題があると、下から上へという上行相殺を起こす。第一段階では膝がやられ、次に股関節そして最後に脊柱に支障が出る。足部に間違った体重のかけ方をすることで起こり得る軟骨および半月板への害を想像してみなさい。このような場合、オステオパシーではかなり簡単な治療を行う。ジュリーに足関節と立方骨（足部にある二六の骨の一つ）へのマニピュレーションをすると、すぐに関節の可動域は回復し、その結果、膝関節の骨内圧が調和された。

糖および乳成分を過剰に含む食品

乳酸を過剰に含んだ（これは筋を収縮させる）アンバランスな（糖分過剰）食生活は、膝の関節痛の原因となり得る。

激しい運動

スポーツをする人で膝の捻挫をしたことがない人とはどんな人か。膝の捻挫を起こすのは、生まれつきおよび後天的な体質によるもので、その人の関節が弱いことを示す。膝関節の捻挫は、過度の疲労によるもの、ストレスのかかる時期、自信の欠如、過剰なトレーニング、筋が弱いなど、常に予告なく起こる。ささいな動きをしただけでパキーンと音が鳴る！　これを解決するには、秩序立てた方法による下肢筋の強化をはかること、強化と合わせてリラクセーションのテクニックを行うことである。スキーの一流選手が行う冬シーズンに向けての準備は、夏の間ずっと定期的に集中して自転車を漕ぐことである。あなたも自転車を外に出して乗ることをお勧めする！

滑液の浸出

膝はダメージを受けると、すぐに滑液の量が増える。このことは滑液の浸出を誘発する。すぐに取る処置は活動を止め、関節の上に氷をのせることである。次に理想的な治療として、緑粘土のバップ剤（粘土の湿布）を膝関節の前部と後部に貼る。これを一晩そのままにし、新しいものと取り換えながら一週間続ける。

膝窩嚢胞

膝窩嚢胞*は閉経期の女性に最も頻繁に現れる。その場所は膝の後方である。閉経の時期と一致していることを考慮すると、私はホルモンの影響があると考える。つまり、プロゲステロン値の低下が嚢胞の原因と考えられる。この場合、外科手術はほとんど行わない。なぜなら、自然は『空虚』を嫌って嚢胞を再生させる傾向があるからだ。しかし、嚢胞が動脈あるいは静脈の圧迫を引き起こす可能性があり、これがトラブルを起こす。

靭帯の断裂

スキーヤーの事故で特徴的なものに十字靭帯*の断裂がある。スキーを滑り始めてから三日目の午後三時が要注意である。この決定的瞬間に次の三つのリスクファクターが合体する。(1)自信の増加＋(2)不十分な練習＋(3)消化、これに前二日間の疲労が加わる。ほぼすべての競技スポーツには膝関節のリスクがあることを留意しておこう。通常、若い患者には外科的な治療が行われ、四〇代以上の患者には膝の筋強化のためにサイクリングを勧めている。

アドバイス

一般的に、以下のことがいえる。

・しゃがんだり正座する際は慎重に行うこと。急な動き、速過ぎる動作、あるいは同じ姿勢を長時間続けることは避ける。膝には思いやりと注意が必要なのだ。

屈曲時、膝関節のいくつかの付着部は極端に引き伸ばされる。付着部は長時間あるいは頻繁に力がかかると弱く細くなり擦り切れて、ある日理由もなく切れてしまう。膝は屈曲したとき、過度に動きを繰り返したとき、あるいは何時間も保持され続けたときに関節症あるいは滑液の浸出を引き起こすほどのダメージを受ける。これがタイル貼り職人やフローリング職人の病気であり、修道僧の病気でもある。

・半月板の外科手術（半月板切除術）を受け長い年月がたつと、膝の機能を改善するために身体が自然に半月板のようなものを再生することがあることをご存じだろうか。その場合、時間がたつにつれて膝関節が安定と頑丈さを取り戻すこともあるが、それでもやはりもともとの安定・頑丈さには劣る。

・膝が外傷を受けると（捻挫の場合と同様）、膝は伸展能力を失う傾向がある。これが拘縮*（膝は伸ばすことができなくなり少し屈曲したままの状態になる）といわれるものである。この屈曲の姿勢は早く軟骨を擦り減らし、筋を疲労させ、膝を腫れ上がらせる。この拘縮はほとんど自動的に起こるもので、膝の関節症における重要な原因の一つである。

外科手術後にこのような支障を避けるためには、座ってくつろぐとき、次のような習慣をつけなさい。手術した足の足部を、膝が伸展するように低いテーブルあるいは丸イスの上に乗せる。可能であれば、もう一方の足をその上に置いて下の足が伸展するように上から押す。

・長時間足を組まないように注意すること。静脈血とリンパ液の循環に良くない。足を組んだ姿勢を保持すると、身体全体をこわばらせてしまう。
・豚肉加工品、肉の脂身、貝・甲殻類およびチョコレートのような食品類は、尿酸値（二四〇ページ参照）を上げるので避けること。私は、貝・甲殻類を摂取してから四時間以内に膝の腫れが見られた患者を診ている。この場合、一方では肝臓および腎臓の代謝トラブルが疑われ、他方では捻挫あるいはその他の外傷の結果、異常な膝の感覚があることが疑われる。身体は常に脆弱なところに反応が出ることを思い出してほしい。
・柔軟で頑丈な膝を維持するために、サイクリングを特にお勧めする。体重が下肢にかからないので、膝関節には一切荷重がかからない。
・膝の手術後に関節周囲の筋の強度を回復させることは非常に難しい。リハビリを行うことは不可欠であるが、それだけでは不十分である。ここでも自転車をこぐことが筋の強化に一役買う。躊躇《ちゅうちょ》せず自転車に乗りいろいろな所へ行ってほしい。

キャベツの葉

これは驚きだ！　傷んだ膝関節にキャベツの緑の葉は最高の治療薬となる（二七六ページのサッカー選手の話を読んでほしい！）。キャベツの葉の持つ抗炎症効果は明白だ。キャベツの葉二枚を三〇秒オーブンで熱してやわらかくする。次にこの柔らかくした葉を膝の前面および後面に当て、包帯で動かないように止める。一晩そのままにし、一週間毎日新しいものと取り換える。

第三章　骨盤と股関節

骨盤の構造

骨盤は左右対称の骨（右左に各一つ）二個から成り、後方で仙骨および尾骨、*前方で恥骨につながっている。また骨盤は以下の部位を固定する中心点となる。

・股関節にある二本の大腿骨
・仙腸関節領域の脊柱

骨盤の機能

骨盤は、下肢と身体上部の間で分配されるメカニカルな力の分岐点を成す。骨盤が受けるメカニカルな力はその八〇パーセントが下肢に向かい、仙骨に向けられる力はわずか二〇パーセントである。骨盤は後方が閉じた力強い構造をしている。前方には腹筋があり、内臓器官を保護している。

女性の骨盤は、男性とは性差による構造上の違いがあり、幅が広い。また九か月にわたり子宮内で子どもを守るために頑丈でなければならないと同時に、骨盤は緩むことで出産ができなければならない。自然はうまくできており、ホルモンの変化が筋や靭帯を柔らかくするので、骨盤が弛んだり開いたりする。

骨盤が表すもの

・頑丈な構成要素　建築分野で、「教会と村役場は村の中心にあるべきだ」と断言している通り、骨盤は身体

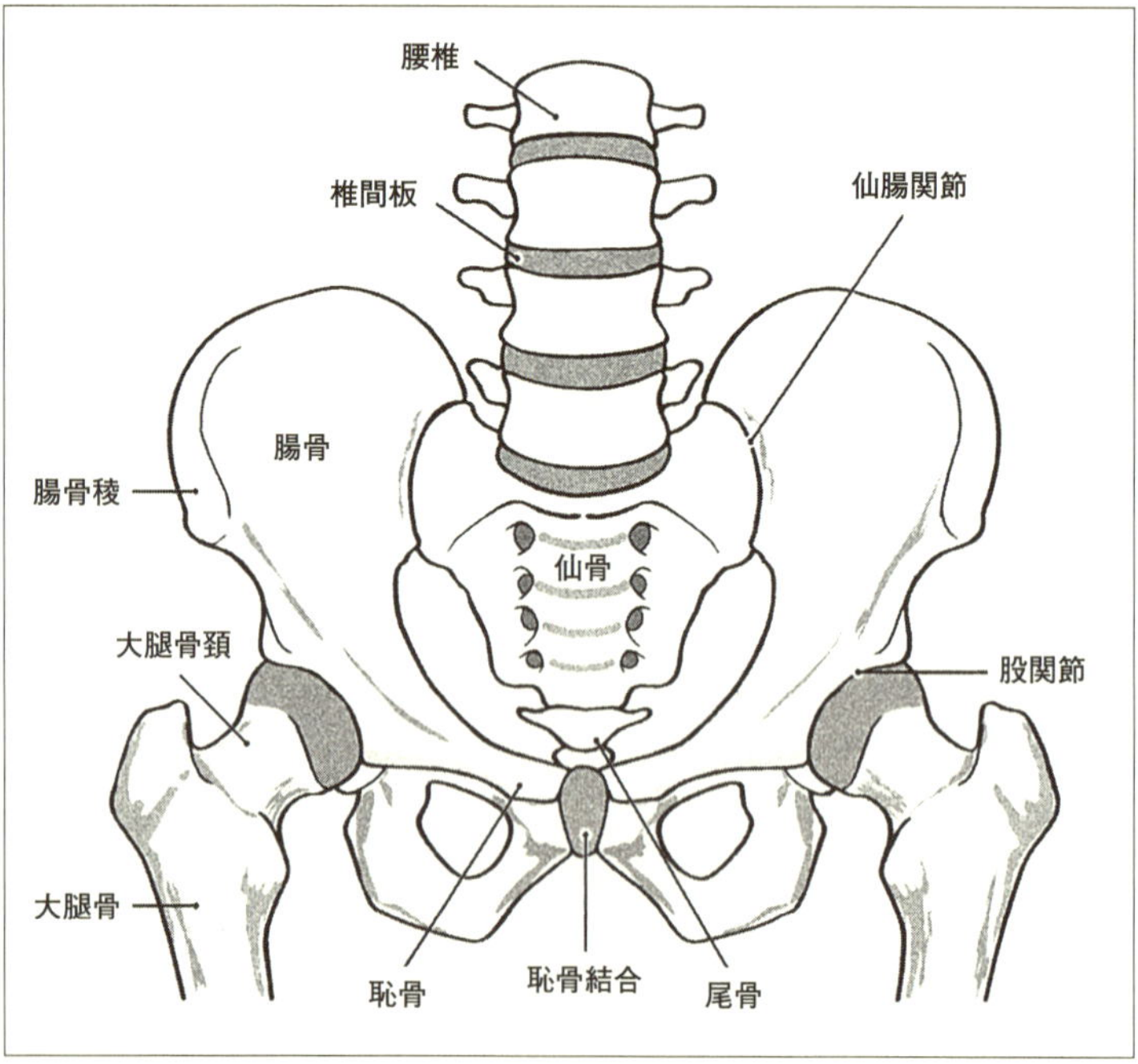

図6　骨盤と股関節

の中心にあり、固定された堂々とした要素である。骨盤には、可動性が非常に大きい二個の大腿骨の関節および脊柱の関節がつながっている。

・**私たちの基盤となるもの**　人間の骨盤は家およびその土台（基礎）を表す。骨盤は生殖器官を守る頑丈な巣であり、根、自分の領域、家族の絆、根を張る能力を表している。

・**確実な要素**　骨盤は堅牢に据え付けられたとき、信念を表す骨性要素および成熟の象徴にもなる。

股関節

股関節は、骨盤と大腿骨の間にある頑丈でコンパクトな二個の関節のことである。この部位には驚くべき圧力がかかる。ここでもまた人間の姿勢が垂直であることが原因ということができる。股関節の形状は遺伝的であり、母体内での胎児の位置により変化する。新生児の股関節の問題はかなり頻繁に見つかる。まれな先天性の脱臼*を除き、この新生児の股関節の問題はよくあることで、これは母親の子宮内での胎児の下肢の位置不良による。しかしながらお母さん方、この股関節の問題は簡単に回復できるので心配はしなくてよい。

最近新しいデータが発表された。人間の成長曲線はこの十数年大きく伸び（現在、この現象は減速している）、胎児は大きくなった。つまり、母親の胎内で以前より締めつけられているので、その結果、頭、股関節、両足部がその被害を受ける。出産後、オステオパス*に診てもらうのは非常に有益である。

股関節の機能

日常使われているフランス語では、股関節（hanches）と骨盤（bassin）を混同するきらいがある。これをもう少し解剖学的にいうと、「股関節は骨盤と関節している」となる。さらに正確には、「股関節は大腿骨頭と腸骨（つまり骨盤）の間にある関節のこと」である。冒頭ですでに言及したが、股関節は体重の大部分を下肢に分配している。この重さは膝を介して下行する力になり、足部に伝わる。次に反作用により今度は足部が股関節、骨盤および脊柱に向かって上行の力を送り返す。

私たちの身体全体には力線が張り巡らされており、それが常に微妙な働きをしている。すべてがうまくいっているときの動きは自然で無理なくできる。しかし構成要素の一つがその役割を正しく行えなくなると、そうはいかなくなる。多くの場合、調子が悪くなったり病気になって初めてそれまで健康だったことがわかる。この意外な矛盾についてよく考え、もう少し自分たちの健康（良い状態）について意識するようにしよう！　体調が良いときは、朝の起床時あるいは日中においても急がずしっかりと健康を意識しよう。自分に「私は元気だ」と言い聞かせ、それを歩きながら、働きながら、活動しながらあるいは一時の休息を取りながら繰り返し言うようにしよう。骨盤が比較的「動きのない」要素だとすると、股関節は「極めてよく動く」要素である。ある人を指して「骨盤が柔らかい」というのは正確ではない。その人の柔軟さは骨盤につながる関節、つまり大腿骨および脊柱の関節が柔らかいのだ。股関節は非常に頑丈な関節で、重い外傷あるいは先天性の問題を除き、捻挫あるいは脱臼*になることはまれである。なかには何世代も股関節の関節症が代々続く「股関節」の家系というものが存在する。

股関節が表すもの

・生活様式　生活の変化あるいは大きく生活のリズムを変えることは、世代を超えて骨の構造に悪影響を与える恐れがある。まだ五〇年前あるいは六〇年前は、ほとんどの家庭が一定の生活圏の中で生活をしていた。村内あるいは農場にとどまって一族の家をずっと守っていた……このように生活、行動、習慣および姿勢の型が決まっていた。今日多くの人は座ってデスクワークをしたり、立ったり待ったりするという「じっと動かない」生活が多い。立って待つ場合、足踏みを続けると股関節の軟骨を酷使し傷つけてしまう。

・自分の領域の安定と家庭への愛着　今日人々は移動することを強く求められている。大学生になったときから学生は研修生として外国へ派遣され、企業では異動の多い人が出世する。転勤すればするほど優秀ということになる！　つまり「安定性」を犠牲にしての効率、「堅牢性」の犠牲の上に成り立つ過剰な活動なのだ。そのような生活様式の変化は、姿勢や骨格、とりわけ骨盤に悪影響を及ぼす。このことは短絡した話に見えるかもしれない。しかしながら何百人もの患者に質問した結果、私は骨盤と「不安定さ」には確固とした関連性があるということを確認できた。このケースでは、骨盤が中心のピボット（固定点）としての役割を果たさなくなっていることに気づいた。その場合は適応・相殺の作用が働き、脊柱が骨盤の役割をすることになる。第四と第五腰椎は本来脊椎を安定させるようにできているが、普段しない動きに適応しようとする。しかし、腰椎はもともとこの機能を果たすようにできていないため、腰椎の間にある椎間板に負荷がかかり損傷を起こす。

ジゼルは股関節関節症が悪化して、その痛みのせいで動きが制限されていた。彼女は女性将校として転勤が頻繁にあったため、特に自分の家を保存したいという気持ちが強く、定期的に家に戻っていた。「家に帰ると気持ちが落ち着くの」と彼女は胸中を明かした。ジゼルの夫が退職したときに元の家庭環境が戻った。すると、レントゲンの検査結果は相変わらず変形性股関節症*を示してはいたが、股関節の痛みは少しずつ減っていった。これは関節症が改善したのではなく、「心の支え」が強くなったので痛みが和らいだのである。再び生活圏が安定したことが股関節の痛みの減少に働いた要因の一つなのだ。

・自信の喪失　六十代のシャンタルは変形性股関節症*を患っている。「股関節が痛くて体重をうまく足にかけられないので不安感を抱くようになりました。このことは、私が中心となっていた家族にさえも悪影響を及ぼしました。自分に自信がないと感じると、家族はその分もろくなりました」

骨盤と股関節の障害

前述したように、骨盤および股関節の問題は感情面での強固な絆、家族との親密な関係、具体的な物質的心のよりどころ（家あるいはふるさとの村）、安定性、習慣などの欲求を表したり助長したりする。

外傷性の脱臼

脱臼はごくまれにしか起こらない。激しい事故に遭遇すると生じ、全身麻酔下での整形外科手術により整復する。

先天性の脱臼

「先天性」とは、「遺伝」ではなく「生まれつき」という意味であることに注意しよう。興味深いことは、大半のアフリカの女性がしているように、両足を母親の腰の両側に開き固定して前抱っこされた赤ん坊というのは、股関節の問題を起こすリスクが非常に少ないということだ。理学療法によるリハビリ、オステオパシー治療、腿を開脚保持する治療用外転パンツの使用は、大腿骨頭を元の位置に戻すのに必要である。脱臼*の程度が軽い場合、おむつを二層にして当てることを勧める。

未治療の足部

私たちの身体には常に上行と下行の力が走っていて、それが関節内圧を大きく変動させている。このことはすでに強調した。足部の問題（慢性の痛みあるいは奇形）が治療されていないと数年後に股関節関節症*あるいは坐骨神経痛*（八一ページ参照）を引き起こす可能性がある。

腰椎の問題は、中期的に見て、股関節、膝、足部に影響が出る可能性がある。

・精神的安定の喪失に物理的な行動の変化が加わり、そのとき自分の領域と家族の絆に対する強い欲求があると、多くの場合股関節の関節症を発症する。この問題はとりわけ女性に多く見られる。たとえばこの問題は、軍人の夫の配置転換について行く妻によく見られる。

・骨盤および股関節の先天的な形態から女性は変形性股関節症*になりやすい。行動面および心理感情面における共通の特徴を研究すると、股関節の手術を受けた女性に驚くべき、そしてポジティブな変化が見てとれた。不安感情（自分の領域、感情、家族）に関わる問題は、はっきり消える傾向があった。どこに何があるか基準が明確になり、手術前と比べて精神が安定し、具体的な思考そして人に対する感情移入がより深くなった。この女性は警戒心、新しいことへの恐怖心、知らない人に対しての臆病さはなくなり、新しい精神のバランスを得たことになる。非常に素晴らしいことである。

フランソワーズは、日常生活において自分の居場所がわからなくなりかけていた。彼女の股関節は痛み始め、長距離を歩けないくらい痛みが強くなってしまった。そして孤立すると同時に精神的にも閉じこもってしまった。人好きで世話好きだったフランソワーズは、徐々に気難しく不平を言うようになり、以前を知る人にとって完全に別人になっていた。臨床症状から手術が決定された。手術はうまくいき、それと同時にフランソワーズの性格は変わった。再びにこやかで、手間暇をいとわず世話をする人に戻ったのである。

このケースは手術を行ったので大きな変化が起きた極端な例であるが、適切なテクニックを使うオステオパス*の治療を受けた人にも精神面での明らかな改善が見られた。オステオパスの治療内容は症状を緩和し、可動性を改善させるものであった。

身体からのメッセージがポジティブになると、私たちの精神・感情面の行動は、それと同じ道をたどる。これは自動的に一致するのだ。

アドバイス

歳をとると、股関節の屈曲が徐々に制限される傾向がある。これは絶対に避けなければならない。なぜなら、股関節の動きの振幅の減少を腰椎が相殺する傾向があるからだ。股関節を柔軟にする簡単なエクササイズを定期的に行うことで、この不都合を緩和することができる。以下にいくつかのエクササイズの例を挙げる。

・仰向けに寝て一方の足を上半身の上にまで持ってきて曲げ、両手で膝を抱える。その膝を足と同側の肩へ近づけ、次に反側の肩へ近づける。動きはゆっくりと徐々に行う。肩が痛くなるリスクはないということが、あなたをはじめ多くの人にわかるだろう！

・仰向けに寝て片足を少し開く。開いた足を同側の肩の方向へ徐々に屈曲させ、次に反対側の肩の方向へ屈曲させる。柔らかい小さいボールを屈曲させた足の大腿骨頸の下に置く。伸ばした足に沿って屈曲させた足を滑らせる。これを二〇回ほど伸ばす。この運動をすると、外転（股関節の開き）および股関節の伸展が柔軟になる。

・水中で泳いだり動いたりしなさい。股関節は水の中に入ることにより得られる無重力に近い状態を好む。たとえあなたが泳ぐことが嫌いでも、背の立つ水中で股関節を動かすことで効果が出る。また、浴槽の中で屈曲の運動を行ってもよい。

・もしあなたの両親が股関節関節症を患ったことがあるのなら、股関節の動きに対してどんな小さな制限にも注意を払うこと。そして一人で、あるいは理学療法士（ＰＴ）*に補助してもらい、股関節を動かすエクササイズを継続して行いなさい。

第四章　脊柱

脊柱は私たちの身体の軸を形成し、強靭であると同時に柔軟である。椎骨が三三個重なった脊柱は、次の五つの部分で構成されている。

・尾骨。四個の椎骨が癒合したもの（三個あるいは五個の場合もある）。
・仙骨。五個の椎骨が癒合したもの（四個の場合もある）。
・腰椎。全部で五個（L1からL5まで）あり、他の椎骨よりも幅が広くがっしりとしていて頑丈そうである。

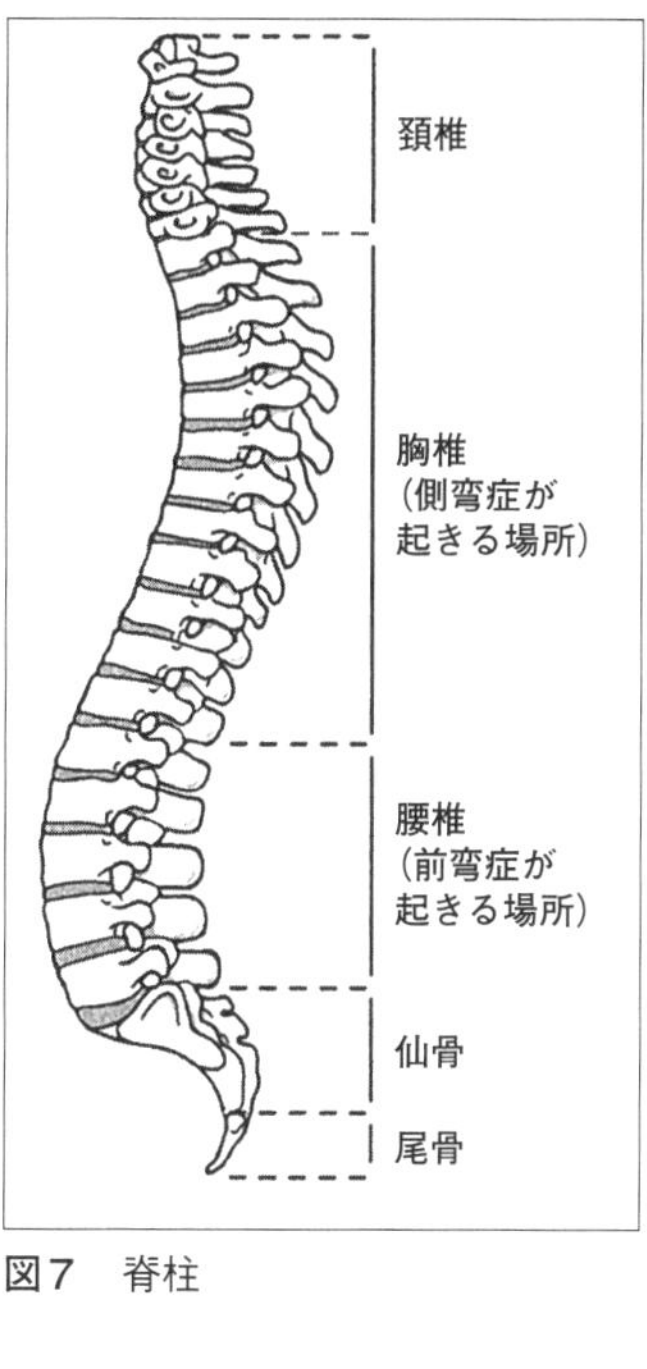

図7　脊柱

・胸椎。全部で一二個（T1からT12まで）あり、肋骨が関節している。

・頸椎。全部で七個（C1・通称環椎、C2・通称軸椎、C3からC7まで）あり、頭蓋のすぐ下にある。

頭蓋と第一頸椎間を除く可動椎骨は、椎間板により一つひとつが隔てられている。この椎間板は全部で二四個、場合により二三個ある。椎骨の中心には脊髄が走り、椎骨全体で脊髄を保護している。脊髄は第二腰椎の下で停止し、ここから「馬尾」と呼ばれる神経線維の束が起始している。脊柱に沿って固定されている多数の靭帯*と筋は、船の帆を支えるシュラウド（ロープ）のようである。これらの靭帯および筋は、脊柱全体の安定と可動を保持している。

もう一度私たちの身体の関節を分析すると、すべてが人間の四足歩行に都合よく作られていたことがわかる。つまり、四足歩行は脊柱と内臓器官に負担の少ない姿勢なのである。私たちのはるか遠い祖先の子宮は、後屈して（後方へ傾いて）いなかったと考えてほぼ間違いない。祖先の人々が二足で立ったから妊婦は胎児の体重を必然的に脊柱で保持するようになった。五〇歳を迎えようとしている男性がへそ上方の腹部を突き出して、脊柱が前方へ引っ張られているのをよく見かける。ある人はそれを冷やかすように「ビール腹」と呼んだりする。しかしながら、一般論には注意が必要だ！　腹が丸々と突き出ているからといって、必ずしも熱烈なビール好きとは限らない。胃および七メートルの小腸を立った姿勢で持ち続けること、これは容易なことではない！

古生物学者のクリスティーヌ・タルディュは、パリにある国立自然史博物館の比較解剖学研究所の研究員であるが、「人間はおざなり仕事の産物であり、その進化もやっつけ仕事である」と断言している。私たちの進化はまだ完了していない。三〇〇万年以上も前に誕生した人類は、以下に挙げる現代の多くの要因を考慮することができなかった。

・頻繁に自動車、コンピュータあるいは電話を使用すること
・座位の姿勢を長時間続けること
・食習慣の変化
・環境汚染

私にとって、二足直立位への進化の中で最も顕著な変化とは、頭蓋に脊柱が連結する点が移動したことである。このピボット（旋回軸）は、大脳と脊髄間の接続部を保護すると同時に、頭の回旋および頭を振る動きを可能にしている。最上部の頚椎（環椎）が頭蓋にはまり込んでいる穴は、後方へ移動した。

この戦略的通過点を通り大脳と脊髄間のすべての接続がされ、次に脊髄は身体の残りのすべての部分への伝達を行う。

脊椎が表すもの

腰の痛みが他の問題を隠していることがある。一方、腰椎の病変によっては男性の性的不能の原因となることがある。

ルネは腰痛*で来院した。不思議なことに彼の腰痛は夜の就寝前になると起きる。「テレビを観るときの座った姿勢で腰が痛くなるのだと思います。そもそも長時間座っていられないのでどうしてもベッドに行かざるを得ないのです」。同じ時期、ルネの妻が尿失禁で受診に訪れた。極めて論理的に考え、私は生殖器の問題との関連を見るために彼女に夫との性行為時の痛みの有無を質問した。「ルネとの性行為は……気の毒なことに彼は夜になると腰がとても痛いのです」。ルネが腰痛の件で再診に訪れた際、私は細心の注意を払いながら（男性は多くの場合、女性よりも恥ずかしがり屋である）、腰痛は性行為と関係があるかもしれないと切り出した。すると、彼は少し性的不能の問題があることを話してくれた。私は彼に奥さんと一緒に心理カウンセラーを受診するようアドバイスした。確かに治療は簡単ではなかったが、二人揃って心理カウンセリングを数か月間受けた後に、彼は再び私の診療所を訪れ、次のように言った。「今では最後までテレビ番組を観ることができるようになりました。そして妻とも一緒に寝ようと思います。まだ十分とは言えませんが、その話もしていますし、少しよくなったのは確かです」。

このことは、私たちの問題がどこに隠されているのかをよく示している。

脊椎と器官との関係

小骨盤にある内臓器官

生殖器が腰の痛みの主な原因となっている可能性がある。女性では、子宮が腰の痛みを引き起こす可能性があり、なかでも月経前症候群では下腹部の痛みに腰の痛みが伴う。またこのタイプの痛みは子宮線維腫*（子宮筋腫）、卵巣炎*、子宮内膜症、子宮後屈、骨盤静脈瘤などの場合にも起こる。男性では、前立腺肥大および生殖器の炎症がある場合に腰の痛みが見られる。これらは明らかにメカニカルなものが原因ではない場合に考察すべき要因である。

腎臓

腰の痛みの原因が左腎であることが特に多い。これは左腎の静脈の大半が生殖系に分岐していることによる。腰痛が*腎仙痛発作（腎結石が強烈な痛み！　を起こす）の症状を警告する症状となり得るということも留意しておこう。夏に突然発症するぎっくり腰*には用心すること。ぎっくり腰は多くの場合、水分補給が不十分なときに尿が濃縮され小さな結石ができる。これが急性の腰痛の原因である。この場合の唯一の解決策は、水分補給を増やし、動物性たんぱく質の摂取を控える（二三四ページ参照）。

アレルギーと腰の痛み

アレルギーによっては、間接的に腰の痛みの原因となることがある。アレルギーは直接背中の痛みの原因にはならない。しかしながら、たとえばアレルギーが肝臓や小腸に影響を及ぼし、背中あるいは腰部の筋の緊張を招き、その筋緊張がその後脊椎の痛みを起こす。ミルクプロテイン、ピーナッツ、麦、卵白は、主なアレルギー動因だということに注意しよう。

腸

腸の調子が悪くなると（結腸疾患、腸の炎症、腸けいれん）、慢性の腰痛*という形で現れ、繰り返し症状が出る。腸が原因の痛みは腎臓が原因の痛みとは違い、それほど強くなく長期間断続的に起きる。しかし、腸に起因する痛みは腰部の筋をけいれんさせ、少し力を入れるだけで腰痛を起こしてしまう。この腰痛は時として些細な動きをするときでさえ起きる。たとえば靴紐を結ぶとき、くしゃみをするあるいは軽い風邪を引いただけで起きるのである。この痛みを取り除くためには、アルデンテ（堅めにゆでた）にした温野菜（二三二ページ参照）をもっとたくさん食べるなど、食事内容を変えなければならない。ホルモンに対する感受性も調べた方がいいかもしれない。痛みがずっと続く場合は医者にかかる必要がある。

外傷がないのに突然起きるすべての脊椎の痛みは、基本的に内臓関係の問題を示している可能性がある。痛みが主に夜間および休息時に現れる場合、また痛みが悪い姿勢あるいは力を入れないのに起きる偶発的なものの場合は主治医に診てもらうこと。身体全体の検査が必要である。

腰の障害

腰痛（腰が痛い人）がない人はいるだろうか。自分の周りには腰痛を訴える人の数は数えられないほどいる。こういう人は必ずしも椎骨が弱いのではなく、むしろ椎間板の方が弱い。その中でもよく知られたL4-L5あるいはL5-S1の椎間板が最も障害を起こすといわれる。なぜならば、これらの椎間板は脊柱の最も下にあり、最も圧力を受けるからである。

腰椎椎間板のへたり

腰椎椎間板のへたりは加齢と共に起こり、五〇代からは普通に見られる。予防するには、膝を曲げながら正しい方法で重いものを持ち上げる、ストレッチをする、バーにぶら下がる、水泳をすること。

椎間板の突出

椎間板の突出は、無理に背を丸める、負荷をかける、あるいは長時間同じ姿勢を保持することに起因する。突出すると、椎間板が膨らみ神経根に炎症を起こす。この症状は概して重い荷物を無理して持ち上げる人に起きる。二枚の食パンに挟まれたジャムを想像してみなさい。二枚の食パンを同時に押さえるとジャムははみ出ようとする。その圧力をある程度まで止め、そして緩めるとジャムは元に戻る。これと全く同じことが椎間板の突出の際に起きる。逆に食パンの圧力をかけ続けると、ジャムは垂れてしまう！　これが椎間板ヘルニアであり、オステオパス*、理学療法士*（ＰＴ）、脊椎治療者*、かなりまれではあるが外科で治療が受けられる。

椎間板ヘルニア

椎間板ヘルニアは、椎間板が過度の圧縮を受けた場合に生じる。右の例をもう一度取り上げると、ジャムが二枚の食パンの間にはない状態である。椎間板ヘルニアのケースでは、椎間板の断片が剥がれ、それが主に坐骨神経*を押しつけ痛みや炎症を起こす。痛みが下方そして足部へ広がるほど回復に時間がかかる。最近よくなったことは、ＭＲＩ検査で無症状（痛みが全くない）の患者の椎間板ヘルニアを発見できるようになったことだ。この場合、手術をするべきか。神経外科医は椎間板ヘルニアの手術をしなくなっている。というのは、再発率が多いからだ。反面、たとえば足を上げられないなど、下肢が麻痺する恐れのある運動機能障害の場合、手術は避けられない。

もしあなたが手術をせずに済んだ場合は歩きなさい。頻繁に歩くこと、一日三〇分から四五分間の短い距離を歩くこと。歩き始めはゆっくりと何度も立ち止まりながら行う。次に歩幅が狭くならないように歩調を上げて歩く距離を増やしていく。手術の有無にかかわらず、手技治療者に相談して形態と動きの検査をしてもらった方がよい。椎間板ヘルニアは、あなたの身体が溜め込んだ数多くの問題の代償不全の結果起きる。たとえば、足部の捻挫、骨折、ヘルニアの上にある椎骨の固着、消化器あるいは生殖泌尿器疾患、外傷、過度の反復負荷、追われる仕事、悪い姿勢などである。また足専門医*に診てもらうのも賢明なことである。足専門医は、固有受容インソール*を使用することで足部への体重のかかり方を改善することができるだろう。このインソールは、両下肢の差異をなくし、体重が常に同じ側にかからないようにし、椎間板への荷重を軽減する。

若者特有の椎間板ヘルニア

幸いなことにまれであるが、時として脊柱を酷使していない青年期（思春期）に椎間板ヘルニアが見つかることがある。そのうちの何人かはヘルニアに成長期の骨組織の形成不良が関係している。これが成長期の骨端炎である。骨端炎は椎骨に窩（窪み）を残す。椎間板がこの窪みに入り込み、高さが低くなる。そうなると椎間板は耐久性が弱くなり、時間がたつとヘルニアを生じさせてしまう。しかしこれら若者特有の椎間板ヘルニアには全く原因不明のことが多い。このヘルニアを治療すること（リハビリ）は極めて難しい。

そしてある日ヘルニアが魔法でもかけたかのように消えることがある。

ぎっくり腰

ぎっくり腰とは急性の腰の痛みのことである。ぎっくり腰になると、身体が「くの字」に曲がるほど痛く、起き上がれなくなる。そうなると、霊長類に逆戻りしたように四足で歩くことになる！　リール大学病院の心理学者であるマリー・クロード＝ドゥフォンテーヌ・カトーによると、この四足歩行がナルシシズム傷害を引き起こすという。つまり、自分が霊長類のように移動せざるを得ないことを気まずく感じて恥にさえ思うのは当然だ。こういう状態は尊厳の侵害になる。

患者がぎっくり腰で来院するときは、決まって来院の数日前に無理な力をかけたことを話す。確かにセメントの袋を悪い姿勢で持ち上げると、身体を痛めるリスクはある。しかし大半のケースでは、突然の代償機能障害には非常に多くのパラメータが関わっている。というのは、この数多いパラメータこそが重要だからだ。物を入れ過ぎた大きな袋を想像してみなさい。入れ過ぎるとある時、入れた物は全部溢れてしまう！　ぎっくり腰というのは、何年もの「過剰」*が続いた後に突如起きる可能性がある。たとえば、反復動作、きつい仕事、外傷、転んで尾骨を打つ、側弯症*、発達障害、下肢の捻挫あるいは骨折の後遺症、疲労、心配事、アンバランスな食生活、不眠、長時間座った状態、内臓や歯の問題などは、ぎっくり腰を起こさせる原因になる。例を挙げると、歯に関係のある三叉神経は、人体の中では間違いなく重要なものである。なぜなら三叉神経は、神経の連結により数多くの器官、筋および関節と連絡しているからである。「あらゆるものはあらゆるものの中にある」ということを思い出してもらい、この長いリストの追加は読者にお任せしよう。つまり、最近の出来事に焦点を当ててはいけない。患者の出来事および「過去の外傷」でなければならないのだ。術者は、ぎっくり腰の痛みが治まらないうちは、手技治療を始めてはならない。

ぎっくり腰と生殖器の問題

すでに言及したように、腰椎と骨盤は生殖系と特別な関係がある。それ故、女性において、すべてのホルモンの変化は、筋系、循環系および神経系を通して椎骨に影響をもたらす。生理前は静脈およびリンパ系はうっ血しており、メカニカルな緊張を子宮に起こす。この緊張が脊柱および骨盤に影響を及ぼす。この場合、身体の深部に起こる痛みは、生理の数日後に消える。このケースでは、数回のリンパ排液の治療（理学療法士*（ＰＴ）から受けるとよい）を行うと症状はすぐに軽減する。もし足がむくんでしまった場合は、マンサクから抽出したエキスを数滴飲みなさい。マンサクというのは、足および骨盤の循環器系の問題に非常によく効く植物である（純正チンキ剤で、一回の投薬量は箱に書いてある説明書に従い、数滴をコップ半分のぬるま湯に垂らしたものを朝食前に飲む）。

骨盤および腰の痛みが主に生理中に起きるときは、かかりつけの婦人科に相談した方がよい。これは多くの場合、子宮外に子宮内膜組織が増殖すること（病名は子宮内膜症）に起因する。これらの細胞は、腸、子宮頚を仙骨に結びつけている靭帯*、卵管および骨盤の軟組織*に増殖する可能性がある。そうすると組織、神経および脈管系は炎症を起こし痛みが起きる。子宮内膜症は、卵管を詰まらせる可能性があり不妊の原因になり得る。

ビビアンヌは、この一年間で三度目のぎっくり腰になったが、原因となり得るような身体を使った活動はしていない。見たところ彼女の脊椎は正常で、椎間板ヘルニアも骨粗鬆症もない。彼女は私に、かかりつけの婦人科医から子宮が後屈していると言われ、そのために度重なる腰痛*になるのかもしれないことを話してくれた。オステオパシー治療ではインターナルのテクニックを用いる。インターナルテクニックでは、直接子宮後屈（それ自体は問題ではない）に施術はせず、子宮頚と仙骨を結ぶ付着部を施術する。子宮頚を固定する靭帯群は非常に敏感に反応し、それが炎症を起こすとすぐに腹部、骨盤および腰の筋にけいれんを引き起こす。ビビアンヌは、婦人科で診断が確認された。確かに単に子宮頚が動くだけで局所と腰の痛みを招いていた。二回の治療で骨盤の痛みは大幅に改善した。ぎっくり腰については、四年以来全く起きていない。

ぎっくり腰になったらどうしたらいいか

治療の有無にかかわらず、ぎっくり腰の痛みが治まるのには一週間以上かかる。どんな治療者であっても、術者は魔法を使って痛みを消すことはできず、我慢ができる程度に治療するだけである。このことは、右に列挙したすべてのパラメータが関係していることを考慮すると容易に理解できる。

一番よい治療とは、痛い部位を温めることである。

・アルニカチンキクリーム（訳注――打撲傷・捻挫に効く鎮痛剤）を用いて腰部筋をマッサージしてもらいなさい。強い誘導（炎症を散らす）効果のある軟膏は、熱感に対して皮膚の炎症反応を起こす恐れがあるので使用しない。行きつけの薬局でアドバイスを受けること。

・痛い部位をドライヤーあるいは湯たんぽで温めなさい。横向きに寝ると楽になる。忘れてはならないのは、向きを変えるときは膝を曲げること。

・発作が起きている間は、少量の水を頻繁に飲むこと。また食事は極少量にし、尿素窒素値を上げる食品の摂取を避けるようにする（基本的に空腹にはならない）。

注意　咳あるいはくしゃみをしたくなっても絶対にこらえてはいけない。口から強く息を吐くときに一緒に痛みを逃がしてやる。身体内の圧力がほんの少しでも上がると、耐え難い痛みが起きる。力を入れるときは、「息を吐く」こと。トイレに行っても同様にしなさい。なぜなら、ぎっくり腰は反射反応により便秘を誘発することが多いから。

発作中にレントゲン写真を撮るのは無駄なことである。なぜなら患者は動くことができず、脊柱は完全に捻れた状態だからである。

もしどうしてもレントゲン検査をしなくてはならない場合は、発作が一時治まった段階で行う。

心理的緊張

心理的緊張は、繰り返されると脊柱筋の拘縮を誘発し、椎間板は伸展状態になる。この状態が続くと、最後には椎間板はその高さと弾力性を失う。もしあなたがストレスで筋の拘縮を感じたら、ソフロロジー（精神集中効果学）、リラクセーションテクニックあるいは心理療法のことを考えてみなさい。これらはすべて適応療法である。

アドバイス

寝具は購入前に試してみること。

・マットレスは、硬過ぎるものあるいは柔らか過ぎるものを避ける。

・横になったときに少し沈み、すぐにまるで少し持ち上げられるような心地よい弾力性が感じられるようなマットレスを選ぶ。
・悪いマットレスにうつ伏せで寝ると腰椎の前弯*が大きくなる。これは間違いのない見分け方である。良質のマットレスでは、腰を反らせることはない。
・できれば、マットレスのスポンジは密度の高いものを選ぶ。私はスプリングタイプのマットレスは勧めない。スプリングの集まったものは、私たちの身体の電磁場を乱すアンテナになる恐れがある。
・マットレスは高品質のものを購入して、それに中級品の格子タイプのマットレス台を揃える方がよい。こうすれば、寝具の投資は手の届くものとなる。

エクササイズ　**背中と肋骨のストレッチ**

・仰向けに寝て、痛みのある部分の下に柔らかいクッションを置く。両足は曲げ、手のひらは上に向ける。息を吸いながら両腕を伸ばして身体の延長線上後方へ持っていき、次に息を吐きながら元に戻す。この動きを二〇回繰り返す。
・仰向けに寝たまま、両腕を身体に対して直角に広げる。手のひらは上に向け、足は曲げる。両膝を交互に肘の方へ持っていく。右へ一回、左へ一回、これを二〇回続けて行う。注意しながら行うこと。もし一方の側がもう一方よりも痛いのであれば手荒に行ってはならない。まず痛みのない平行方向での動きから始めること。

・壁の出っ張った角あるいは戸棚の角にぴったり着いて立ち、そこに胸椎を押しつける。両手をうなじの後ろへ持っていき、胸骨を押し出しながら肘を後方へ引く。この動きを二十数回繰り返す。

・ひざまずいて、両腕は上半身の延長線上に真っすぐ伸ばす。そのまま上半身を前方の床へ伸ばす。胸椎および腰椎が引き伸ばされるのを感じられるまで胸郭を押し出すこと。気を付けることは、腰を絶対に反らせないこと。

第五章　腰椎－仙骨－尾骨

腰椎は、脊柱の中で最もボリュームのある椎骨である。なかでも、第五腰椎は最も特徴的だ。前部が後部より高く、前弯*と呼ばれる腰の曲線形成に寄与している。太い静脈が、腰椎をくまなく走っている。静脈のうっ血も腰痛の原因になり得る。脊柱左側の静脈は、左腎および泌尿生殖器系と関係しているが、これは私がすでに強調した相互性である。

仙骨は、五個の脊椎が癒合したものである。仙骨を観察すると、四つの椎間板の痕跡がはっきりわかる。仙骨を貫通する孔は八個あり、子宮や前立腺など小骨盤の臓器へつながる神経がここを通る。仙骨は、脊柱と股関節を連結し、骨盤と関節している。面白い事実は、私たち人間の遠い祖先ではもともと数本の肋骨が仙骨にくっついていたらしい。女性の仙骨は、男性の仙骨より短く幅広で曲線もそれほど目立たない。

尾骨は脊柱終端の骨で、遠い昔に私たちも持っていた動物の尻尾に対応するものだ。尾骨を構成する三個か四個の椎骨は癒合しており、その間には全く可動性がない。しかし仙骨と関節しているので尾骨全体は非常によく動く。尾骨が筋膜と靭帯*を介して硬膜（脳と脊髄を保護する膜）とつながっていることから、一部の頭痛の原因が尾骨の可能性があることを説明できる。尾骨は、基本的に殿筋群によってしっかり保護されている。しかし、尻餅をついて尾骨を直接打って大きなダメージを受けたり、足蹴りを食らったりすると、尾骨は脆弱なままになる。

腰椎が表すもの

深い根

脊柱の腰椎部は、骨盤や股関節という深い根の延長部分を表している（一〇四ページ参照）。腰椎は、私たちが錨をおろして定着することや祖先との遺伝的な関係の象徴である。股関節に比べると脆弱な根を持つ腰椎は、疑いや精神的・肉体的不安定さを表す。私たちの安定と安心の欲求が結晶化するのは、この部位である。腰椎は、下肢と頭蓋を関係させるばかりでなく、より象徴的な関係をも担っている。

・具象と抽象
・身体活動と知的活動

現実との接触

自分の足にしっかり乗って立っている人は、腰椎の上にもしっかり立っている。この人は、普段の自然な姿勢でも自信を感じさせ、具体的な確信というメッセージを発している。この人は、現実に根差しており、頑丈で活動的で自信を持っている。この姿勢を極端にしたイメージは闘牛士である。

受け入れの拒否

腰椎の弱さは人生における弱さを表すことが多い。悔しい思い、人生の失敗やその感情を受け入れられない、優柔不断、不安定な状況が長く続く、そのため骨構造が土台でぐらついてしまうのである。たとえば家族との断絶や、養子縁組の発覚、別離を受け入れられないことが腰痛の原因になり得る。

腰椎の障害

前弯と脊柱前弯過度（症）

腰のくびれのカーブには個人差があるが、くびれは男性よりも骨盤の幅が広いことによる女性らしい特徴の一つである。昔は腰のくびれが女性の腰痛*の原因とされていた。経験上いえるのは、脊柱の前弯が過度だからといって、その女性が必ずしも腰痛持ちであるとは限らないことだ。脊椎前弯過度（症）*は、腰椎付着部の先天性異常によって高齢者にも発症し、痛みを引き起こす場合がある。体に合わせた腰椎ベルト（補強部に金属や硬い素材部分がないもの。高さ二〇～二五センチメートルまで）の着用によって痛みは緩和できる。

脊柱側弯症

脊柱側弯症は、以前よりまれになってきた。側弯症は遺伝的なものが多く、男性よりも女性（七〇パーセント以上）の発症が断然多い。ギプスやコルセットをつけるかどうかには多くの論争がある。すべては側弯症の程度と進行性

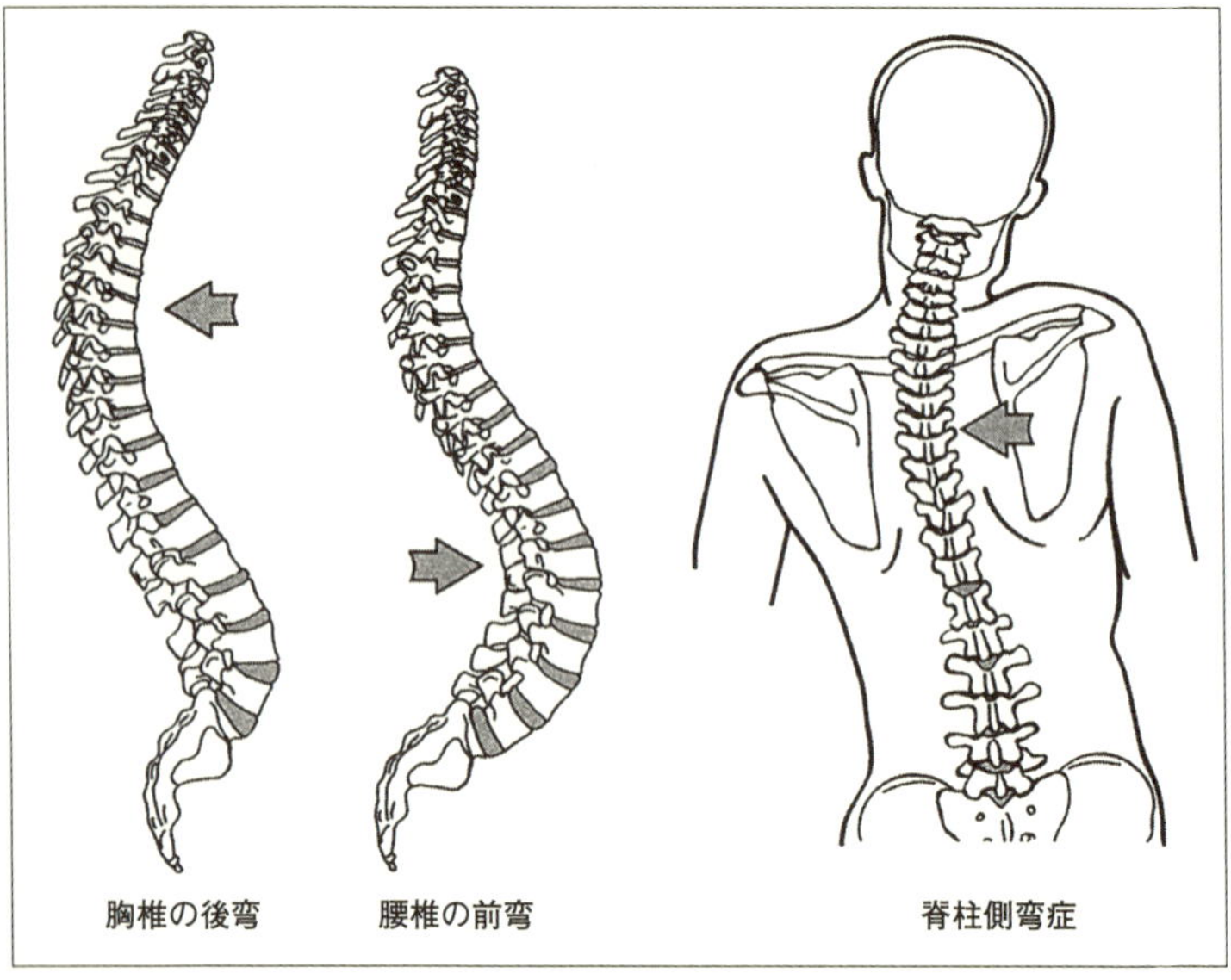

図8　後弯、前弯、脊椎側弯症

なのかどうかにかかっている。重度で進行の速い側弯症では、ほとんどの場合、装具を着けなければならない。治療者は、治療法の決定に際していくつかの基準を考慮する必要がある。すなわち、年齢、可動性、生活習慣、社会的・個人的環境である。側弯症のリハビリには、患者がやる気になって参加することが必要である。患者は、定期的なストレッチと、継続的に矯正体操の指導を受ける努力をしなくてはならない。コルセットによって心臓や肺が圧迫されないようにする。患者が完璧に楽に呼吸できると感じることが必要である。

私は若い人には、体重を利用して背中の筋－靭帯系を引き伸ばすために一日三〇秒ぶら下がりなさいと言っている。このストレッチは脳の神経中枢を刺激し、その反応として筋や靭帯*を柔らかくするのである。八歳から一一歳の子どもは特に側弯症が出ないか注意が必要だ。柔らかい側弯症であれば、機能は維持されている。硬い側弯症であれば、脊柱あるいは内臓に障害を引き起こす。

ジュヌヴィエーブは六〇歳、目立ちはするが我慢できる程度の胸椎の側弯症がある。ある日少し高い場所にある窓ガラスを掃除しながら、ちょうど側弯症の最も曲がりが強いところを傷めてしまった。施術をすると即座に痛みが軽減した。それほど複雑な問題ではなかったのだ。一年後ジュヌヴィエーブから電話があり、まだ少し痛みが残っていると言った。ジュヌヴィエーブを診察すると、胸椎を傷めた一か月後に頻拍（心臓の鼓動が速過ぎる）が始まり、今でもその治療を受けていると私に説明した。脈は一分間に九〇だった。私が側弯症の頂点で痛みのある場所を押さえるたびに、拍動はそれと連動して速くなった。この場所を緩めたところ、ジュヌヴィエーブはもう二度と頻拍で悩まされなくなった。

促進神経（訳注――この神経が刺激されると心拍数が増大する）の上に固着があったのだ。

腰部脊柱管の狭窄

脊髄が通る脊柱管（さらに下方の腰椎の位置では、神経が「馬尾」を形成する）は、加齢と関節症が原因で狭窄して圧迫痛を起こす。深刻なケースでは（運動神経の障害や激痛の場合）、外科手術の適応である。手術（脊柱管の拡大）を受けるかどうか判断が難しい人は、手技治療者*（理学療法士*、オステオパス*、カイロプラクター*）の診察を受けて痛みを解消する方法を探してみることだ。経験からわかったことだが、適切なマニピュレーションで胸椎・腰椎の接合部周囲の緊張を緩めることが非常に重要だ。私はまた患者に、泳ぐか水の中を動きまわって少し無重力状態にすることと、一日二回棒にぶら下がるようアドバイスしている。ぶら下がりは、極めて徐々に進めることが絶対必要だ。最初は足を椅子の上に乗せて少しずつ両肩に体重をかけていき、数日後には一五秒、二〇秒、三〇秒に、最後には五〇秒くらいまでぶら下がる時間を延ばしていく。

硬膜外麻酔をどう考えるか

これは、分娩に硬膜外麻酔を使うかどうか決める前に、妊婦から私たちが良く受ける質問である。医学には、「苦痛は少ないほど身体に良い」という一般的な原則がある。ただし注意点がいくつかある。

・脊柱側弯症*があれば麻酔医に伝えなさい。脊柱が真っすぐでないと、正しい場所に穿刺するのが困難なことがある。やむなく穿刺を数回繰り返して行う場合には、術後の腰痛*あるいは難治性頭痛に悩まされるリスクが生じる。

・片頭痛の傾向があるか脊柱の慢性的痛みを抱えていたら、硬膜外麻酔を承諾する前によく考えなさい。硬膜外麻酔は、頭蓋内圧に影響を及ぼす可能性がある。

腰痛と線維腫

出血過多の生理は線維腫*が原因のことがある。線維腫自体には危険性はないが、腰痛や静脈流・リンパ液のうっ血、特定の神経圧迫の原因になり得る。線維腫は閉経によって自然に小さくなることが多い。月経が重いと多量の血液が失われ、その結果鉄分が失われる。鉄分欠乏は筋肉を弱くして、主として脊柱周囲の筋肉の痛みを起こす。かかりつけの医者に相談すること。

腰痛と前立腺

前立腺の良性肥大は、体の左側に腰痛と坐骨神経痛*を起こすことが最も多く、痛みは左の鼡径溝と膝まで広がることがある。痛みは夜間に急に起こり、内臓の投射痛であることが特徴である。がんではないため、可能な限り外科手術を避けることが望ましい。インポテンツや尿失禁という術後の大きなリスクを常に伴うからである。オステオパス*は、肥大した前立腺を縮小させることはできないが、尿道周囲の圧力を減らして時を構わぬ尿意や夜間に不意に目覚める問題を軽減することはできる。

ルシアンは五五歳、不意に起こる腰痛を訴えていた。「前にかがむと激しい腰痛が起きることがあるんです。大変不思議なことに翌日には同じ動きをしても全然痛くないんです」。変わりやすく、予測できないこの手の痛みは必ず、脊柱とは別の場所に問題があることを示している。問診をするうちルシアンは私に、頻繁に尿意を催すため一晩に二回起きなくてはならないと打ち明けた。ルシアンは、イメージ豊かな表現で「行かなくてはならないときに湖が火事なんです！」と私に語った。

ルシアンの主治医と泌尿器科医は、前立腺*の良性肥大があることを確認した。ルシアンは手術を拒んだ。前立腺切除術を受けたばかりの親友が、術後の苦労をルシアンに話していたのだった。私は自分の診療所でルシアンを四回治療した。直腸からの経路で前立腺を動かしたところ、前立腺は柔らかくなり腰痛が消えた。ルシアンは排尿に夜一回だけ起きるか、あるいは全く起きなくても済むようになった。

私たちの施術は、すべての「前立腺患者」について、これほどいい効果を出すわけではないが、それでもやってみる価値はある。

仙骨が表すもの

仙骨は骨盤の中にはめ込まれている。仙骨は、メカニカルなテンション（応力）すべてを骨盤と股関節に伝えるために、基礎部分を一つにつなげて脊柱全体を支えている。神聖な軸である仙骨は、古代ギリシャ時代には動物あるいは人間を生贄にするとき神々に捧げられていた骨である。

深い土台（基礎）

仙骨は、骨格の中で「最大の親密さ」を表すシンボルである。仙骨は、腰椎と同じ感情的な意味合いを持っているが、私たちの身体の土台（骨格）と精神の土台（文化的、心理的、道徳的などの基盤）に関連したより深い問題を表現する。

生殖（器）とのつながり

男性においては、性的な障害も仙骨と関係している。たとえば、インポテンツの人が性交渉を避けたいがために背部痛が起きてしまうことがある。女性の場合、生殖器に最も関係ある骨はもちろん仙骨である。腰痛は、月経前症候群、月経困難症、子宮後屈、小骨盤のうっ血、閉経あるいは静脈のうっ血やリンパ液のうっ滞によって生じることがある。

尾骨が表すもの

尾骨は、はるか遠い昔の人類の祖先が持っていた尻尾が小さくなったものである。尻尾のおかげで空間内の位置と場所の把握ができたし、尻尾は（綱渡り芸人の）バランス棒の役割も果たしていた。尾骨は身体のバランスに関わり、よって精神のバランスにも関連している。

尾骨の障害

転んで尾骨を打った（尻餅をついた）ことのない人がいるだろうか。レントゲンで骨折していないことを確認した後で、ひどい転倒であればオステオパス*あるいはカイロプラクター*の診察を受けて、外傷によって起こった靭帯の緊張を緩めることは、やっておく価値がある。多くの神経中枢が生殖器系器官と連絡している。転倒後何年もたってから、陰部神経（直腸と生殖器に広がる神経）の神経痛が始まることもあり、この痛みは耐えがたい。この陰部神経は、以前は「恥ずかしい神経」と呼ばれていた。僧侶によって研究されていた解剖学では、生殖器に関係するものはすべて「恥ずかしいもの」だった。道徳が医療に介入すると全く面白い解釈に至るものである！　オステオパシーのテクニックは、施術しようとする靭帯、そして仙骨尾骨間におけるこの靭帯の位置に応じてエクスターナルでもインターナルでも行える。どちらも尾骨を元の位置に戻すか、神経と靭帯の緊張を緩めるテクニックである。

ノエミは乗馬マニアである。ある日自分の馬から全くひどい落ち方をして尾骨を打った。レントゲンでは骨折は見つからなかった。彼女には、抗炎症剤と鎮痛薬を組み合わせた従来の治療法が処方された。「良くなりますよ」。ノエミはそう言われたが、まるで効かなかった。ギックリ腰と腰痛*を繰り返し起こし、馬に乗ることもできなくなった。彼女は、だいぶ時間がたってから手技治療者の診察を受けることに決めた。そのおかげで状態が改善したが、外傷を消し去ることはできなかった。ノエミの腰は脆弱なままである。

ノエミは、もっとずっと早期に手技治療を受けるべきだった。というのは、外傷を放置したために会陰筋と骨盤深部の靭帯が線維化してしまったからだ。

尾骨と受胎

アンリエットは四〇歳、子どもができないことを嘆いていた。あらゆる検査を受けて、体外受精まで試みたが成功しなかった。私のところに診察に来た動機は、下腹部に痛みが広がる腰椎下部の腰痛*だった。検査してみると尾骨の動きが制限されており、触診で強烈な痛みは局所に集中していることがわかった。このケースでは、私はエクスターナルおよび直腸からの経路でインターナルで尾骨を施術した。三か月後、アンリエットから診療所に喜びに溢れた電話があり、ついに妊娠したことを私に報告した。「これは先生が私の尾骨になさったことと関係していると思います！」と私を褒めてくれた。

治療者としては、このような成功を安易に自分の手柄としないよう気をつけなくてはならない。特に不妊症においては影響する要素が数多くあるのだ！　アンリエットのケースから得た唯一の結論とは、妊娠と尾骨の間に因果関係があるかもしれないということだ。経験上、尾骨を緩めると卵管が収まっている小骨盤の緊張すべてを緩められることが私にはわかっている。卵管と子宮の間の正常な開口は約〇・六ミリメートルだ！　小骨盤全体の緊張が卵管をけいれんさせることは推測できる。一本の卵管（トランペットの形をしているため、らっぱ管とも呼ばれている）が持つごく小さな筋肉が収縮あるいは「けいれん」すると内径が狭くなることを知っておこう。内径が小さくなっているとき、つまり仙骨・尾骨神経が炎症を起こしているときは、卵子と精子の出会いが困難になることを理解しやすくなるだろう。

アドバイス

熱（温め）

朝と晩、あおむけに寝て膝を曲げ、熱湯を半分入れた湯たんぽを腰椎の窪みの下に置く。

腰椎を緩めるポジション

膝立ちになり、できる範囲で胸を前方に出したり、背中を丸めたりする。この動きを一五回ほど繰り返す。朝と晩に行う。

アルニカ

テーブルの前に座り、肘をテーブルにつけて前腕を立て、両手の掌の中に額を当てた状態でアルニカを塗って腰椎のマッサージをしてもらう。次にドライヤーでその部位を暖める（熱が毛穴を拡張して筋肉の緊張が緩みやすくなる）。

エクササイズ　**動き**

・硬めの面の上にあおむけに寝て、両手を片方の膝の上に置く。
・片膝をゆっくりと胸に近づける。反対側の膝も同様に行う。
・二〇回くらいこの動きを繰り返す。
・次に両膝同時に胸に近づけ、数秒保持する。
・同じことを行うが、今度は片膝ずつ交互に反対側の肩に近づけるように動かす。
・痛みが続く限り、このエクササイズを一日二回行う

休息

ただし、どんな休息かが問題だ。数年前までは腰痛や椎間板ヘルニア*で苦しむ患者には、安静に寝ていることが命じられていた。寝たきりで動かない姿勢を長くとることは背中にあまりよくないため、患者が回復するまでに数か月間かかっていた。長い間、寝たままだと腎臓や静脈系、リンパ系が刺激されないためうっ血する。身体という機械が再起動し循環を促進するには身体を動かせばよい。緊張と収縮の交互の働きによって椎間板の圧力が減少し、神経根への圧迫が弱まる。今と昔いわれていたこと（寝るとよい）は違う。できる限り動きなさい！

腰痛が出たときには、頻繁に寝たり立ったりしなければならない。座位が通常一番痛い。その後は、頻繁に短時間歩くこと。歩くコースにベンチや休憩できる場所を見つけておくとよい。歩けば腰椎の椎間板にかかる力が変化し、坐骨神経*の通る孔の周囲の静脈やリンパ液の流れが改善される。公共の交通機関を使うなら、身体に合った腰椎ベルト（補強部に金属や硬い素材部分がないもの。高さ二〇～二五センチメートルまで）の着用を勧める。

第六章　胸椎と胸郭

上半身を見ると、その人が人生をどう受け止めているかがわかる。軽くか重くか、楽観的か悲観的か、その人の受け止め方を雄弁に物語っている。胸郭は、肩と背中の動きについて動く。肩を開き背筋を真っすぐにすることで脊柱が開かれ、外観が優雅であれば、それが理想だ。ゆったりと大きく呼吸をする人は、自信があり安定していて、人に感情移入できることを示している。

胸椎

胸椎は、脊柱の中で最も大きな部分である。胸椎の特徴は、一二個の椎骨で構成され、各椎骨がそれぞれ二本の肋骨と関節していることである。背中の丸みは胸椎が作っている。この弯曲が極端になると、後弯*と呼ばれる（その逆は前弯*である）。

猫背は、背中を丸め、腕をぶら下げ、顎を前に突き出すという姿勢の悪い若者の特徴である。

こんな姿勢では、両親が「背筋を真っすぐ起こしなさい」と繰り返し注意するのももっともである。反面、背中を少し丸めることは、頭と頚椎を支えるために絶対に必要なことである。

胸郭

胸郭は、関節の数においてナンバーワンであることは間違いなく、その数は少なくとも一五〇個ある（胸椎、胸骨、肋骨、鎖骨の関節）。片側の肋

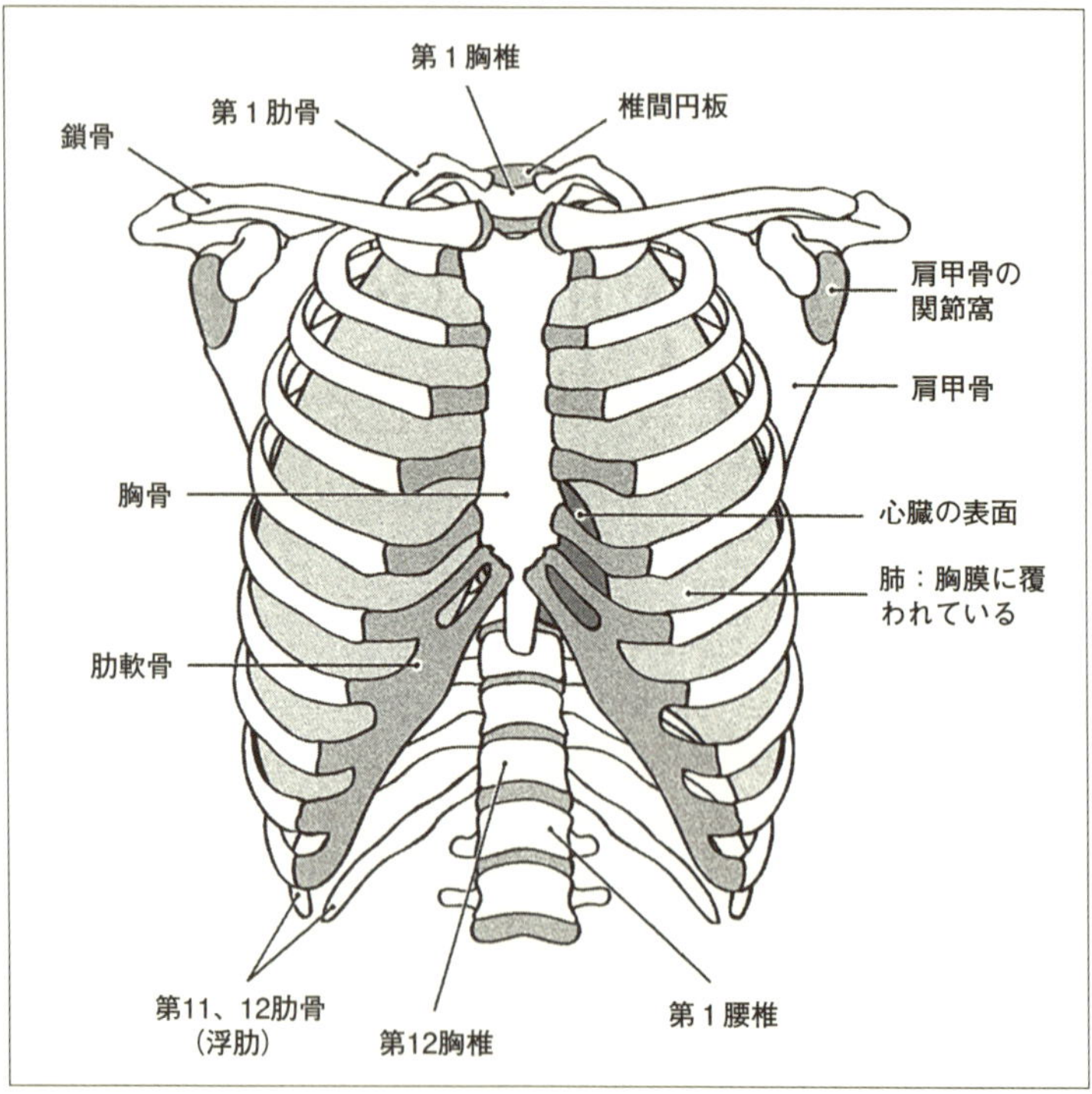

図９　胸椎

骨だけで六個の関節があり、胸郭の関節は呼吸の動きだけで一日三〇〇万回動いている。これらの関節すべてが胸郭に大きな柔軟性を与えている。そのため、心臓と肺が圧迫されることもない。非常に不思議なことに心臓と肺は胸郭を頑丈にしている（ヘリウムで膨らんだ風船の入った箱が、空っぽの箱より頑丈なのと同じである）。胸郭は、衝撃に耐えるために胸郭内の臓器を必要としているし、その逆も真である。私は読者がわかりやすいように、胸椎と胸郭を合わせたシステムに「胸郭」という言葉を使うことにする。

胸椎が表すもの

自己と外界との関係

胸椎の後弯は、人生や教育の大き過ぎる重圧、摩擦の多い人間関係、周囲の人からの正当な、あるいは理不尽な非難、失望、体調不良や病気との闘い、他人に対して影が薄いことなどを表している。

機動性

胸椎の後弯は、変化や動き、困難な状況、重要な判断などに適応するために、私たちが持つ能力である。

胸郭が表すもの

恨み

胸郭は、呼吸と酸素供給、吸気と呼気を保障している。胸郭の中には気持ちと恨みが閉じ込められており、それが呼吸を妨げ、胸郭に痛みを起こし、冠状動脈の問題を起こすことがある。

命の金庫

胸郭は、命を司る臓器を入れた金庫であり、基本的に閉じていなければならない。胸郭には、他者に対する自己防衛というイメージがある。胸郭は、感情を閉じ込める金庫となって、家族の隠し事や秘密を人前で話させない。人は思いを表現できないと、呼吸の問題を起こす。この人が金庫を開いたら、その中にあるのは怒りだ。身近な人に裏切られたら、胸郭は圧迫され動悸が起きる。

深層の自己

胸郭は深層の自己を表し、時に人の好奇心による詮索から守ろうとする本心を表現している（「私が心の奥底に隠しているもの」）。人は胸郭を見ると、その人となりが透けて見える。いくつかの姿勢（態度）が存在する。

・**支配**　上半身を反らせて肺を空気でいっぱいにして胸郭を大きくする人は、自分の存在を誇示している。上から目線でたくましく自信家で、つかんだら絶対に手放さない。どんな人たちかは、リーダーたちを観察してみなさい。

・**偽りの支配**　「雄鶏」の姿勢（頭と胸骨が前に出ている）の人は、社長など代表者を演じることに喜びを見出すエセ支配者かもしれない。胸が前に出ているのは、大胆であることを示している。この人は、自己の深層にある弱さを隠すため、他者を自分に寄せつけないようにしている。ありのままの自分であることができない人だ。こういう人が短時間のうちに、不本意ながら秘密のベールを取り、本当の姿を見せることがある。私は、臨床で芝居がかった態度をとる患者に出会うことがある。一部の人が俗に言うように「あいつは自信家ぶっている」。この手の患者は、尊大に話しかけてきて放っておくと診察を仕切ってしまう。しかし、服を脱いでいくにつれて、少しずつ「社会的な服」と傲慢さを捨てるのだ！　すると、すべての予想と裏腹に、このような患者は「模範的」な患者であることがわかる。再度スーツとネクタイを身に着けるやいなや、支配者然とした尊大な振舞いが戻ってくる。

・**精神硬直**　「ガードしている」人、つまり自己防衛のため物事や他者を受け入れない人は、強固かもしれないが精神硬直の傾向があり、人間関係において適応力や柔軟性が欠けていることは確かである。この人はたくさんの主義を持ち、周囲の人にもそれを押しつけようとする。この人が閉じこもっている檻の格子は非常に固いことが多い。

・**閉じこもり**　後弯*の人は、たいがいひどい臆病さと言外のコミュニケーションや言いそびれた問題を抱え続けている。このような姿勢は呼吸を妨げることがある。

・**抑圧**　自己防衛、自閉、しつけによる禁止行為、罪悪感あるいは自己卑下などは、無意識のうちに「丸い背中」を作る。こういう人は自分の空間を確保できず、他者に支配されてしまう。

・**思春期の恥じらい**　バストを隠したいがために起きた後弯*を目にすることがある。思春期の身体の変化を受け入れられない一〇代の少女は、肩を前に出し背中を丸め、人前で内気に見えることがある。

・**悲観主義と消極性**　あなたが危機的状況に置かれているとしよう。背中を丸めていると防戦に適さないと感じ、衝突を避け受け身のままでいるだろう。

・**バランス**　見た感じ胸郭が引き締まり、安定し前傾し過ぎや固過ぎることもない。そんな人は、外向的にも内向的にも偏っておらず、精神的にバランスが取れている証拠である。

問題に直面しなくてはならないときには、真っすぐに立つことが重要である。その姿勢をすると行動を促し、あつれき、あるいは単に人生に対して、よりいっそう自信を持って立ち向かうことができる。

胸郭と器官との関係

器官の痛みが胸郭や肋骨に出ることがある。

・**心臓**　すぐに消える激痛を胸の前面に感じることがあっても、パニックを起こさないこと！原因が心臓にあることは非常にまれである。これはむしろ肋骨の問題で、より正確にいえば、肋骨の骨と軟骨の接合部、あるいは肋骨・肋軟骨と胸骨の関節が問題なのである。

深刻な心臓の問題の場合は、まるで桃の種を飲み込んで詰まったかのような非常に大きな緊張を胸に引き起こす。

・**肺と気管支**　神経系および胸郭内圧作用を介した関係である。

・**胸膜**　胸膜は肺を保護し胸腔を形成しているが、肺が十分に広がることができるよう胸腔は陰圧になっている。

・**食道**　後弯*の場合、胸郭が部分的に折れ曲がるため、胃の逆流を引き起こすことがある。

・**気管**　後弯*の場合、気管が部分的に折れ曲がるため、空気の流れを妨げることがある。

・**食道裂孔（食道と胃の接合部）**　食道裂孔は、第一一胸椎の部位にある。食道と胃は、靭帯によってメカニカルにつながっている。食道裂孔部が靭帯によって脊椎や肋骨に接続しているのである。

胸椎と胸郭の障害

背部痛

背部痛とは、左右の肩甲骨の間から始まって肋骨や胸骨まで広がることもある痛みで、まるで万力で締められているように感じる。転倒して背中を打つか自動車事故で最も衝撃を受けることが多いのは肋骨であり、その衝撃は肋骨から椎骨と臓器に伝わる。私たちが生徒に講義や教育を行うときには、肋骨のメカニカルな緊張を開放するテクニックを特に念入りに学習する。なぜなら、胸椎だけに施術しても痛みが再発するからである。

あなたが胸郭に外傷を受けた被害者であれば、治療者に肋骨の関節、肋軟骨、胸骨をくまなく調べてもらいなさい。これらの部位は、その表面積と状況を考慮すると、胸郭の骨組みの中で最初に衝撃を受ける構造だからである。

原因不明の息が止まるほどの激しい痛みを感じたら、すぐに医師の診察を受けなさい。心臓、肺あるいは胸膜が原因として考えられる。

フランソワはウィンドサーフィンとカイトサーフィンのマニアだが、頚椎まで少し伝わる上部胸椎の放散痛で私の診察を受けに来た。すぐに私を驚かせたのは、フランソワがうまく呼吸できないことだった。治療の前に、まず私はレントゲン写真を取るように言った。フランソワは、自分の身体のことはよく知っており、おそらく関節のズレによるこの痛みは過去にもあったといってレントゲン写真を拒んだ！　フランソワにとって幸いなことに（そういってもいいならば！）、午後になってますます呼吸が苦しくなった。パニックに陥ったフランソワは放射線科医の元に走った。レントゲンによって、胸膜の微小断裂による気胸が見つかった。ウィンドサーフィンで過度に乱暴な動きをしたときに胸膜が破れて、肺が収縮したのだった。

アドバイス

柔らかさ！

胸郭は柔軟でなくてはならない。

膝を曲げた状態で棒（あまり高過ぎないこと）にぶら下がりなさい。

仰向けに寝て、腕を真横に開き、手のひらは天井に向ける。両膝を左右交互に肘に近づける。

その後、両膝を左右の肩の方に向けて回旋させる。朝と晩に一五回、この動きを繰り返す。

呼吸しなさい

胸郭が一日三〇〇万回動くことを思い出そう。この動きを行うためには胸郭システムの歯車を良い状態に保つ必要がある。そこで次のエクササイズを行う。

・大きな振幅の呼吸――立位で腕は身体に沿わせ、鼻から深く息を吸い、口からゆっくり息を吐く。このエクササイズは、臥位で行えば胸郭を意識することができるため、より効果的だ。

・あるいはストレッチングのような、胸郭の動きを大きくする運動を行う。床でやっても、ぶら下がり棒を使ってもよいし、床の場合は、棒を肩にかついで身体を回してもよい。

注意！

テレビやパソコンの前で自分がどういう姿勢になっているか観察しなさい。テレビやパソコンは文明の利器だが、どうしてもうつむいて肩を前に突き出し、背中の上部を丸めさせてしまう。悪い姿勢はまず身体面に悪影響を与え、その後、それが原因で精神面にも悪影響を与える。だらけると背中を丸めてしまうものだが、習慣になったときにはもう遅過ぎることがある！　就職の面接や大事な会議のときに、椅子に崩れた姿勢で座ることを想像してみよう。これでは自信に満ちて活動的な人物であるという強い印象を与えることが難しい。

第七章　頚椎

すべての哺乳類に共通の特徴がある。キリンであれイルカであれ哺乳動物の頚椎は、常に七個である。七個の頚椎には常に力がかかり（私たちの思考の重さを除いても！）三キログラム以上ある頭部を支えている。

第一頚椎（C1）は、肩の上に世界を背負っていたアトラス（環椎）という巨人の名前で呼ばれている。第二頚椎（C2）はアクシス（軸椎）という名だが、それは私たちの頭を軸の上に置くのがアクシス（軸椎）だからである。その他五個の頚椎は名前を持たず、番号（C3～C7）で呼ばれている。

頚椎は、絶え間なく動くことから関節症の好発部位であるが、その中でも第五、第六頚椎の位置が関節症になりやすい。反面、頭を理想的に（最小の応力で）支える第一頚椎は関節症にかかりにくい。頭部の重量の大部分が下部頚椎にかかるためである。動物の肢位から直立位へと人間が進化するにつれて頚椎全体が頭の位置、つまり視線を水平に調整するために働くようになった。人間はこうしてもっと遠くまで見えるようになり、敵から身を守ることも食物を見つけることも容易になった。

頸椎は、非常に大きな可動性を持つことから、身体の関節系全体の適合・相殺を行うのに適した部位になっている。

直径四ミリメートルの二本の動脈が頸椎の中を走り、平衡と調整の中枢である小脳*に血液を送っている。この二本の動脈は、関節症のため圧迫を受けることがある（本書で取り上げた「オウムのくちばし」骨棘《こっきょく》あるいは骨増殖体、五二ページ参照）。血液循環がうまくいかないとめまいを起こしやすくなったり、平衡感覚を失うことがある。特に負荷のかかる姿勢がある。腕を高く上げて頭を後ろに倒した姿勢を長時間続けるときには注意しなさい！　この姿勢をとると小脳*の血行が悪くなり、転倒の危険性が高くなる。カーテンを取り付けるときにこれが起こる。バランスを崩した人は自分が乗った椅子の位置が悪かったと思うかもしれないが、はしご

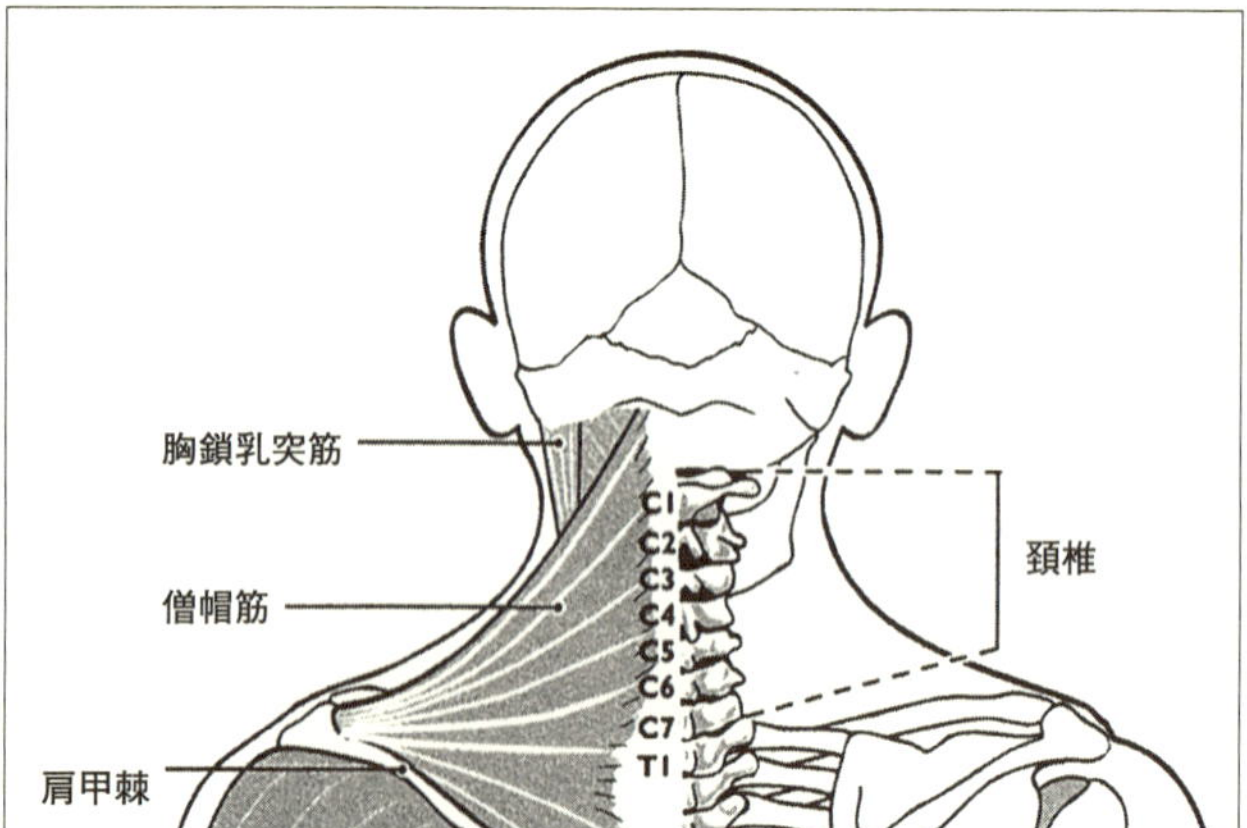

図10　頸椎

から落ちてしまったら、さらに深刻な結末になることも多い。

エチエンヌに起きた出来事は驚くべきことだ。

　エチエンヌは、関節症*にかかって骨棘*（「オウムのくちばし」あるいは骨増殖体*）が無数にできているため首を回せない。後ろを見るためには身体全体を回さなくてはならない。エチエンヌは、周囲の忠告を聞かずに自分の別荘の樋《とい》を掃除するためにはしごに登ることにしたが、二〇分作業した後、突然バランスを崩してはしごから落ちた。結果は大腿骨骨折だった。エチエンヌは、リハビリをするうちに脊柱の柔軟性を取り戻したようだ。再び歩き始めるにつれて身体がみるみると柔らかくなっていった。エチエンヌに何が起きたのか。

　落下が起こした衝撃波が、エチエンヌの脊柱の動きを妨げていた骨棘を砕いたのである。それ以降エチエンヌは、話を聞きたがる人に冗談ぽくこう言うようになった。「関節症を治したかったらはしごに登るといいよ！」。いや、そうではないと私はエチエンヌに詳しく説明した。脊柱をコルセットのように囲んでいた多数の骨棘があったおかげで落下しても麻痺《まひ》にならなくて済んだのだと。

頚椎が表すもの

社交性

人に対して真っすぐに向かい柔軟に動く頭と水平な眼差しを持つ人は、その人の社交性を雄弁に物語っている。そういう人は相手に自然に心を開いており、気弱さやうぬぼれがない。過度の自尊心を持たず、率直で信頼に値いし、完璧な適応力がある。

うぬぼれ、尊大さ

頭を高く上げ、目の前にいる相手を通り越して遠くを見るような眼差しは、他者よりむしろ自分が好きな人であることを示しており、優越感を抱いていることが多い。この人は自分をわざと近寄り難い人間にしている。象牙の塔がはまる罠は孤独である！

ガエタンは、家族経営会社の社長でまさに君主である。人はみな、ガエタンは「銀のスプーンを口にくわえて」生まれたと言っている。教育やおそらく資質から、ガエタンは人より自分が、「上」であると考えるようになった。高慢な物腰、横柄な目つき、動きが硬かった！

メダルの裏側（物事の悪い面）は、ガエタンが反復性の頚部痛に悩まされていたことだ。頭の位置によって胸椎は後彎*を余儀なくされ、ガエタンの首は昔の刑罰用の首かせにはめられたようにがちがちだった。頭の重さの配分が悪く、頚椎に負担がかかった。頚椎の神経が強く刺激されていた。すべてを手に入れることはできないものだ！

警戒心

待ち伏せしている人は、首を伸ばして目を細めている。警戒心を持っていることや監視あるいは用心していることが見て取れる。この人は警戒態勢にある。慎重で人に心を打ち明けようとはしない。

敵対心

緊張した首と怒りの眼差しは、敵対心を示している。進退窮まったのか、生来執拗で復讐心が強いのか、闘技場に入って戦闘を始める準備万端の状態である。攻撃性が原動力になっていて行動が欲動的である。

服従

うつむくのは弱い状態を表す。服従、あきらめ、あるいは受け身の状態を示し、こういう人は頭を起こして決然と立ち向かおうという気さえない。試練の大きさの前に屈し、劣等感を宿していて、見るからにあきらめていることがわかる。

モーは内気で劣等感を持っており、うつむいて肩を内側に入れて歩く悪い癖があった。彼女は頚椎と上部胸椎に痛みを持っていた。薬を服用しても効果が長持ちしなかった。「私の劣等感に追い打ちをかけるように兄弟たちが私をばかにし続けたんです」。診察中にモーは私に説明した。私はモーに、痛みを軽減する特別のエクササイズを毎日行うように言った。「自分のやり易い高さに物を置いて、そこに視線を固定したまま近付きなさい。物を置く位置をだんだん高くして行き、視線が水平になるまでこの練習を繰り返しなさい」。モーはこの姿勢を認識し記憶しなくてはならない。モーはこれをまじめに実行した。次に私は、街中で遠くを見たり、あるいは親しい人の前で誰かの目を見るという練習をするように言った。モーの行動が少しずつ変化した。モーの態度の変化や今痛みがなくなっていることの要因がこれだけでないことは確かだが、モーはこの練習が決定的に効いたと打ち明けた。「私はもううつむいた姿勢をしなくなりました。もうほとんど痛くありません」。モーは私にこう言った。

自閉

首を引っ込めるのは、カタツムリが戦略的に撤退する行為である。自分を守る、見ない、立ち向かわない、話さない、あるいは説明しないですませることがその目的だ。こういう人が選択の難しさや人生の重圧から逃れようとしていることは明らかである。こうして自分を守っているつもりだが、むしろ人が怖いのである。

精神硬直、拒絶

一六五ページ、バンジャマンのケースを参照のこと。

頭を動かさないのは、精神硬直（非妥協性）的性格を表している。反対に、頭の位置が定まらないのは、情緒不安定や極度の興奮状態と解釈できる。

優雅な女性たち！

頭の位置は、女性の優雅さに欠かせない要素の一つである。女性の魅力、自信、元気さを高める。生まれつき優雅さを備えている女性も確かにいるが、優雅さはそれを保持しようとした努力の成果でもある。

姿勢が良ければ、最高の効果が得られるメリットがあることを思い出そう。ファッションモデルの卵のように頭上に何か軽い物を乗せて、しっかり前を見て歩き、正しい頭の位置を会得しなさい。姿勢を良くすると、体調が良くなることがわかる。

頚椎の障害

偏頭痛と頚椎の関節症

偏頭痛は、痛みの出方が全く無秩序な患者と原因がある程度わかる患者に分かれるという。偏頭痛は三叉神経の炎症が原因で起こる。三叉神経は、頚椎と神経線維を交換している。三叉神経は、脳神経のうちで最も太い神経で、動脈と硬膜（脳を保護する膜）に感覚を与えている。三叉神経自体は、痛みの原因ではないが痛みを起こす。偏頭痛の原因は多いが、そのうちいくつかを次のように特定することができる。

・**メカニカルな原因**　関節症あるいは脊椎の固着。頚椎が原因の場合、痛みは頭蓋の後方から額の方向に向かうように感じられ、それ以外の偏頭痛では頭蓋の前方から後頭骨の方に向かう。オステオパス*、カイロプラクター*あるいはその他すべての手技治療者で責任ある治療を行う者は、痛みの原因が頚椎の場合に効果的な施術を行える。しかし、頚椎（頚椎の役割は相殺である）の痛みは、偏頭痛の原因ではなく結果であることが多い。頚椎が偏頭痛の激しさや頻度を増加させることがある。

・**ホルモンが原因**　偏頭痛に悩まされるのは女性のほうが多い（女性四に対し男性一）。月経・妊娠・閉経時は、ホルモン分泌が大きく変動し身体に負担がかかる。ホルモンのアンバランスは、消化系、循環系の問題を起こす。肝臓がうっ血するとホルモンがコレステロールに代謝してしまう。

人体のシステムは複雑で相互依存しているため、ホルモン変化あるいは人工ホルモン投与は、患者がいつも耐えられるわけではない。

・**気圧が原因**　高度の急激な変化や高地での滞在は頭蓋内圧に影響を与える。

・**消化系が原因**　チョコレート、白ワイン、亜硫酸塩、加熱したクリーム、ある種のチーズは、頭痛の主要な原因だ。チラミンや特定の保存料を含むからである（二三八ページ参照）。

・**心理的原因**　矛盾しているようだが、仕事のストレスによる偏頭痛は週末に起こる。私たちは、平日は負荷過剰であることが多く交感神経優位になっている。週末には、緊張がすべて緩むので突然副交感神経系が働き出す。身体は大きな負荷の変化をあまり好まないため頭痛が起こる。月曜日の朝になると体調がよくなる。周りの人には、なぜそうなるのか理解してもらえないことがある。

・**天候が原因**　人体の関節は気圧変化に敏感であるため、月の満ち欠けや季節の移り変わり、寒さ、暑さ、湿度が偏頭痛に影響を及ぼしうる。関節は圧力変化に反応し、圧力変化は関節の血液循環に影響を及ぼす。身体はその六五パーセントが水分であるから、月の満ち欠けに反応することは真実である。月の運行が潮の干満を起こすように、体内にあるすべての液体構成要素に影響を及ぼしている。

・**遺伝的原因**　偏頭痛持ちの家系が存在する。症状に悩まされるのは特に女性である。偏頭痛の中でも最悪なのは、妊娠中に消える偏頭痛である。治癒の見込みは全く予測不能だが、この偏頭痛は閉経期まで消えないことが多い。しかし、三〇歳の人に偏頭痛が消えるのを五〇歳あるいは五五歳まで待てというのは、長過ぎると思うかもしれない！

斜頸・寝違え

斜頸・寝違えは、外傷や首の位置の悪さ、感染などに続いて起こる首の筋肉の急性の炎症である。メカニカルな原因でない斜頸には注意を要する！　斜頸は、喉、耳、副鼻腔の感染（うっ血性の感染）、とりわけ歯の問題から始まることがある（三叉神経は歯に分布しており、首の筋肉と神経線維を交換している）。首の外側を手で触ると感染の問題であることを示す複数の小さな神経節を見つけることができる。主治医あるいは歯科医の診察が必要である。耳鼻咽喉あるいは歯に感染が起きているときは、本物のメカニカルな問題を作ってしまうリスクがあるため、絶対に頚椎をマニピュレーションしてはならない。このときの頚椎の炎症は、耳鼻咽喉あるいは歯の領域の炎症や感染がもたらした結果に過ぎないからである。

ソフィーは反復性の頚部痛に悩まされており、どんな治療をしても治らなかった。オステオパス*（私）は組織の傾聴*を行った。つまり患者の身体に手を置いて、その反応に導かれるままに任せた。私の手は問題のあるゾーンの方に引かれていった。傾聴は、患者の訴える症状ではなく組織が送るシグナルに基づいて治療するオステオパスにとって必要不可欠な検査である。

ソフィーの場合では組織の傾聴で上顎骨に敏感な（痛みのある）ゾーンが見つかった。私は、ソフィーの顎の左側に歯の問題が起きていることに触れた。ソフィーは、その場所に人工歯冠があって時々痛むことを認めた。「でも私の歯科医は、レントゲン写真で何の異常も認めなかったし、中を見るためだけに歯冠をはずさないでしょう」。ソフィーはそう説明した。ソフィーは、私が歯の問題以上に煩わしいことを何も見つけなかったため安心したが、私には頚部痛が治まっている期間が短いことがわかっていた。実際ソフィーは、六か月後に歯の激痛に襲われ、感染源がそのすぐ後ろに隠れていたため人工歯冠を取らなくてはならなくなった。それ以来、ソフィーは非常に体調が良くて頚部痛はもう遠い過去の思い出になった。

斜頚・寝違えは強い拒否のしるしでもある。

バンジャマンは母親に付き添われ、試験の前日に突然起きた寝違えの問題で私の診療所に来た。「ついてない、試験に行けるかどうかわかりません」。彼はこう私に言った。確かに彼のうなじは硬くてほんのわずかな動きでも痛みを起こした。母親は心配してこう言い続けた「寝違えのせいで息子は絶対バカロレア（高校卒業資格）試験に落ちるわ！」。彼がバカロレア試験に失敗する理由は寝違えではなくて、試験の準備不足にあることは明らかである。彼はあまり勉強していなかった。寝違えは、突然の不安や現実との直面、目の前にある物事を直視することの拒否を表現しているに過ぎなかった。彼は、首をすくめていて頭を動かすことができなくなっていた。

バンジャマンのケースは、心理的緊張が身体に及ぼす明白な力の典型的な例を示している。反対に私たち治療者は、「何でもかんでも心理要因」と考える罠に陥ってはならない。すべて心理が原因という説明は安易過ぎる。オステオパスが検知できない要因が数多くあり、それが関わっていることがあるかもしれないのだ。私たちが発見できるのは、あらかじめ知っていることだけである。そして私たちの知識は可能性全体に比べるとたかが知れている！

用心しなさい！

斜頚・寝違えには、頚椎マニピュレーションは絶対行わないこと。痛みを著しく増加させて、周辺に新たな問題を起こす危険がある。斜頚・寝違えは、すでに十分に痛いし痛みを増やす意味はない。

・斜頚と頭蓋の変形　乳幼児には先天性の斜頚が存在する。出生時あるいはすぐ後にそれに気づく。斜頚の赤ちゃんは頭をいつも片側に傾けており、頭を真っすぐに直そうとすると嫌がる。この場合はさらに頭蓋が変形している。変形のよくある原因は、母体内での胎位の悪さと、時として産科医の少し力の入れ過ぎの手技が原因であるが、出産にはそうすることがかなり頻繁に必要になる。その場合、早期にオステオパス*に診せることが重要だ。オステオパスは非常にソフトな手技で頭蓋と脊柱を同時に治療する。両親にできることは一日二、三回赤ちゃんの頭を下にして逆さまにぶら下げることだが、絶対に一分を越えて行ってはならない。この方法はきわめて慎重にかつ必ず赤ちゃんが空腹のときに行う。赤ちゃんの身体をしっかり支えて、怖がらせないようにゆっくりと頭を下にしていく。こうすることで、赤ちゃんは母親の胎内にいた時と同じ無重力のこの姿勢を心地よいと思うようになる。頭の重さによって自然に頚椎が伸びて弛緩の反射を引き起こすため、炎症を起こし「けいれんしていた」筋肉が弛む。

この赤ちゃんは、頭を同じ側に向けて寝る傾向がある。首の回転範囲が少ない方に聴覚や視覚を刺激してそちらを向かせる工夫をしなさい。そうすれば、赤ちゃんが自分でリハビリできる。

・子どもの斜頚

これは注意を要する。というのは子どもの場合、メカニカルな原因による斜頚はまれだからである。最も多いのは感染症にかかった後の発症である。何よりもまず子どもを医師に見せることが望ましい。医師の診断によって痛みの原因が明らかに特定できたら、両親は手技治療者に診せることを考えてよいが、成人に比べて子どもの頚椎はずっと柔らかくて形成が完了していないため、頚椎のマニピュレーションを受けさせてはならない。治療者は、マッサージや引き伸ばしで筋肉を緩める。このとき、頚椎の関節と肋椎関節を動かしながら、これらの筋肉の神経を施術する。両親には痛みを起こさないよう注意しながら行うべき動きをいくつか指示する。

むち打ち症

ク・ドゥ・ラパン（＝ウサギの一撃）というのはフランス語でむち打ち症のことであるが、この表現はこの種の外傷の重篤さをよく表している（昔はウサギを締めるには、頚を急激に後ろに振るようにした）。多くの人が自動車事故でこの衝撃の犠牲になっている。頭は、激しく後方に振り動かされる。このとき、頭にかかる「衝突」荷重は数百キログラムに達することがある！　筋肉と靭帯*はこの衝撃力に耐えるように設計されていないから、筋肉や靭帯の伸張さらには微小断裂が起こる。犠牲者は、事故の直後はショック状態にあるためあまり強い痛みを感じず、自動車事故で多いむち打ち症のことを保険調書に記載し忘れることが多い。

痛みは事故の数日後に突然起き、執拗な痛みになる！　医療診断書が正しく作られていないと（作成期間は五日間ある）、保険会社は犠牲者の外傷や痛みを保障しない。

保険調書の記載と一定期間の医学検査、予後診断の際には頚椎の問題があることを告げ、「治癒」の記述は受け入れず、状態の「安定化」を訴えなさい。その後状態がどう変化するかは絶対に予測できないのだから！　むち打ち症の犠牲者の多くは、断続的な痛みに一生悩まされ、事故の一〇年後には頚椎の関節症が発症するという結末になってしまう。

むち打ち症受傷後のアドバイス

・約二週間、頚部コルセットを着用する。うなじや後頭部を圧迫しないよう、硬いものよりはスポンジで作られたモデルを選ぶ。

・首回りにスカーフを巻く。
・事故の直後は、絶対に頚椎のマニピュレーションを受けてはいけない。ただし首の筋肉と靭帯を緩めてもらうのはよい。
・痛い部位を温める（湯たんぽ、ヘアドライヤー、入浴）。
・痛みが激しい場合は、特別に柔らかい枕で眠る。
・首の筋トレは、痛みを悪化させる恐れがあるので避ける。
・腕を挙げて頭を後ろに倒す動きを一切しない。
・本書の冒頭にある私のアドバイスを思い出しなさい。あなたは、身体と頭で外傷を受け入れ、外傷に対して注意と理解をしなければならない。なぜなら何とも残念なことだが、今後はこの外傷と一生付き合わなければならなくなるからだ。自分自身に対して取り組むべき仕事が一つできたのだ。受傷後に施術をあまりに早く受け過ぎるのは必ずしも効果的でないし、私はむしろ受けないようアドバイスする。
・絶望には及ばない。むち打ち症の症状は、治療者が正確で痛みのないテクニックを行えば改善する。

頚部の神経節

急に頚部痛を感じたら、自分で首を触って神経節を探しなさい。首の後の両側の筋肉の上に小さな玉状のものが複数あるのを感じるかもしれない。そうなっても慌てないことだ！

小さな玉があるのは、今まさに免疫系が攻撃に反応していることと頚痛の原因がメカニカルではないことを単に示しているだけである。他のところにある原因を探さなくてはならない。歯の合併症や副鼻腔炎、気管炎、口狭炎などの可能性がある。はっきりしない場合は医師に相談しなさい。

頚椎と器官との関係

頚椎は、次の器官と関係している。

・甲状腺あるいは喉　甲状腺の問題が頚椎の外傷後に起こることがある。
・目、鼻、口
・心臓、胸膜、肺
・脳

たとえば、気管を刺激する骨棘や喉から来ている炎症が原因で嚥下が困難な患者がいる。骨棘は、喉から走る神経の炎症によって気管を刺激する。頚椎が刺激されると頻拍の発生を促すことがある。というのは、心臓に頚椎から神経線維が来ているため、頚椎の炎症が心拍に影響することがあるのだ。

頚椎に大きな問題がある場合には、一般的に交感神経系と副交感神経系のアンバランスによる機能的あるいは感覚的障害が観察される。

アドバイス

マッサージ

頭痛が頚椎の問題と関係している場合

・三叉神経を狙って眉と頬骨の辺りを自分でマッサージする。

・頭皮とこめかみも自分でマッサージする（三叉神経は、毛根を過敏にしている。「宴会の翌日は酒を飲み過ぎて頭髪が痛い」というフランス語の表現はここから来ている）。

・首と肩をアルニカ（訳注――ヨーロッパの高山に生えるキク科の多年草。乾かした花や根を民間薬とする）を塗ってもんだり、こすったりしてもらう。マッサージの後はヘアドライヤーで三～四分暖かい風をあてる。このタイプのマッサージを行うときには、テーブルに向かって座る姿勢をとる。肘と前腕をテーブルの上に置いて、開いた両手の掌に額をのせる。

エクササイズ　**首の力を抜こう**

・仰向けに寝て、お湯を入れた湯たんぽ（硬くならないように湯は目いっぱい入れない）をうなじの後ろに入れて、五〜一〇分待つ。
・注意：起き上がるときにはいったん身体の脇を下に横になり、胸の方に顎を近づけてから起き上がるようにしよう。頚椎は弱いので、後方に伸展されることを嫌う。

良い枕

硬過ぎない枕で眠ること。特にうなじを過度の伸展や屈曲にするような円筒形の長枕や、枕の下に置く寝台の長枕は避ける。最高の枕は、自分のうなじの形にフィットするよう形を調整できる枕である。必要な枕の高さは、自分で感じて決めるものである。仰向けに寝たときの首のへこみや、横向きに寝たときの肩と頭の間の空間を埋めるくらいがちょうどよい高さである。うつ伏せで頭を横に回した姿勢のままで眠りに落ちてはいけない。目覚めたときに寝違えが起きている恐れがある。

エクササイズ　ストレッチング

・壁や戸棚の角に背中を向けて立ち、うなじを押しつけて顎を引き、背を高くするように身体を伸ばし、頭を少しずつ上の方に押す。ゆっくりと呼吸しながら足の裏は平らにして地面につけたままにして肩の力は抜いておく。

・仰向けに寝て、両腕は身体の脇に沿わせ膝を曲げる。頚椎のカーブを消していくように頚椎を一個ずつ床に押しつけていく。息を吐きながらソフトに少しずつ、なるべく身体の力が抜けるように行う。

・頚腕神経痛*あるいは腱炎*の場合、両側の前腕と手を自分でマッサージするか誰かにマッサージしてもらう。こうすることで腕を通り、前腕の屈筋群に分布する正中神経と尺骨神経を緩めることができる。

頚椎のマニピュレーション――専門家の領域

頚椎は風見（風向計）を思い起こさせる。風見が自ら動くのではなくて、風が風見を動かすのである。頚椎は、私たちの視線を水平に維持するために、身体がどんなに位置を変えてもそれに適応し、関節の問題もすべて相殺する。手技治療者が治療開始後すぐに頚椎を触ることがないのは、このためである。

治療者は、まず下肢、胸椎、腰椎、骨盤の矯正に集中する。頚椎と器官（特に神経系によって頚椎とつながっている肝臓と肺）と胸膜（付着部が頚椎とつながっている）の間に関連性がないかを確認する。治療者は、耳鼻咽喉系や歯など、頚椎以外の問題がないかどうかを見るために身体全体を検査する。それでもなお頚椎がブロックしているときだけ、頚椎を施術をしてもよい。胸膜の炎症は頚部痛を起こすことがある。

マニピュレーションを行う場合、専門教育（長期間かかる）を受けた手技治療者（オステオパス*、脊椎治療者*、カイロプラクター*）が行わなくてはならない。マニピュレーションは、いかなる方法であれ、手荒いものや痛みを起こすものであってはならない。マニピュレーションが痛みを起こす場合は、施術が悪いのである。そういう場合は、他の治療者に診てもらった方がよい。

結論としては、よい治療者を選ぶことだ。マニピュレーションは、正しく行えば危険性は全くない！

第八章　肩

肩は、靭帯*と筋で吊り下げられている関節である。少なくとも一八個の筋が肩を支え動かしている。驚くべきことだ！　上肢の重さは約四キログラムある。肩を一つの関節だと考えがちだが、それは正しくない。五個の関節が肩の歯車構造を作っており、鎖骨、肩甲骨、胸骨、肋骨が上腕骨と関節している。肩は体の中で最も脱臼が頻繁に起こる関節である。

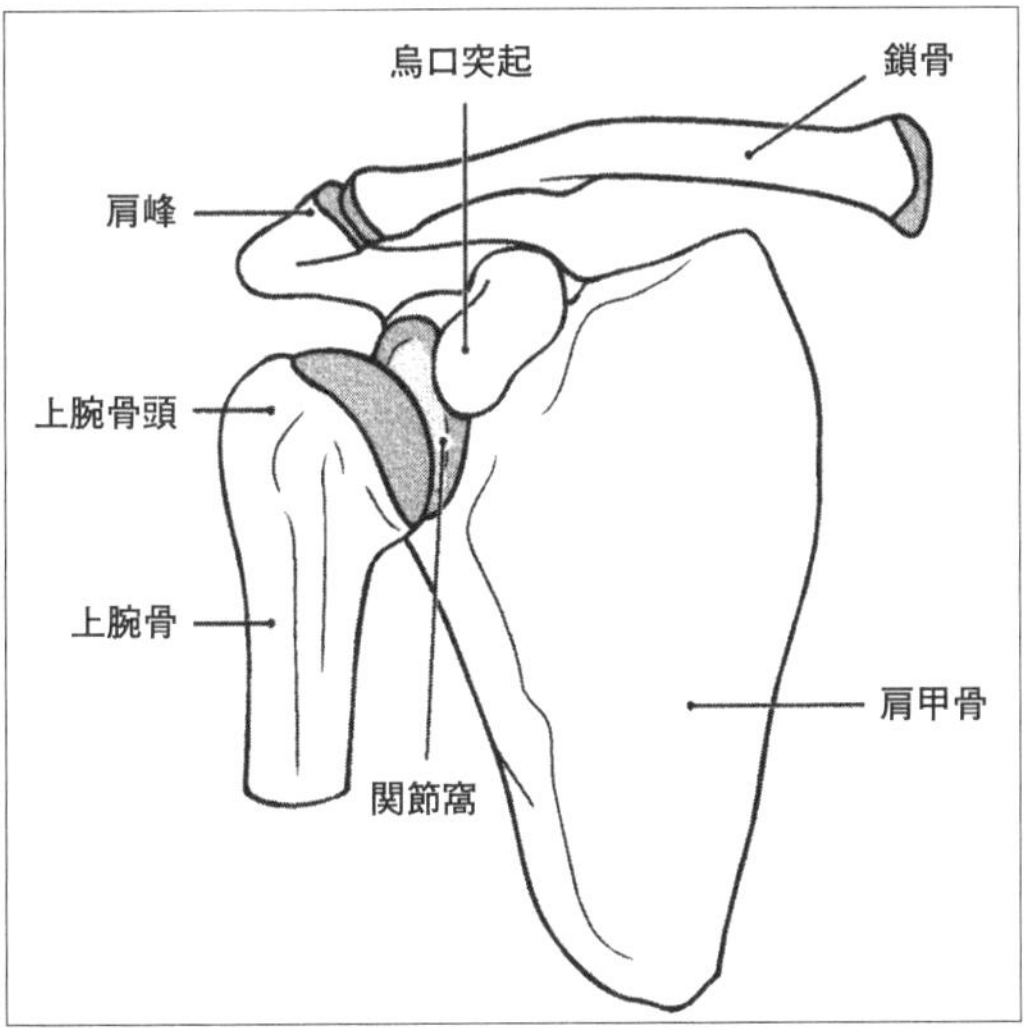

図11　肩

肩が表すもの

ギリシャ神話のアトラスは、両肩で天の蒼穹を支えていた。ゼウスがアトラスに、腕を挙げ頭を下げた姿勢で世界の重さを支えるという罰を与えたのである。アトラスの肩は頑丈だった。アトラスは、このような重荷を課せられたことに幸せと誇りを感じていたのだろうか。悪い知らせを聞いたばかり人の肩を観察してみなさい。いきなり肩が下がり前方に丸まる。これは防御と閉鎖のしるしである。

輝きを放つ人

快調な人は、自分のスペースをすべて占めている。つまり、頭は真っすぐで肩を後方に引き、腕はやや開き気味、脊柱は直立しているが柔らかく、両足は伸びて少し足先が開いている。

全面的な信頼

後方に引かれた肩は、自尊心と自信の度合いを表している。つまり、自然な自信から優越感、人に対して開かれた心から過度の支配、寛容さから傲慢さまでの幅の中でその人の度合いがわかる。

見せかけの姿

過度に作為的で不自然な姿勢は、人の話を聞くとか親切であるというしるしではない。この人は見せかけの姿を装っている。攻撃的な態度で、自分の空間を取り過ぎ、ふんぞり返り腕を開き気味である。自慢げで、自分を誇示している。

気力・活力

前に出した肩は、人を戦いに出ていきやすくする。前傾して戦闘態勢になっている。この人のエネルギーすべてが肩に集まっている。

内向性

胸の方に回り込んだ肩は、心の奥底で劣等感を抱く人の不快感を物語っている。臆病で自己評価を低くしがちである。内向的で自分が人より劣っていると感じるか、人を恐れているため、自分をさらけ出すよりは守ろうとしている。両肩が近づけば近づくほど胸椎が後弯*し、心理的混乱による閉じこもりに恥あるいは罪の意識が上乗せされてしまう。

悲しみ

落ちた肩は、悲しみ、失望、あきらめ、抑圧を表している。自らの無力さを認めて戦う意欲を失くし「降参している」。

無気力

下がった肩は、無気力で影響力がない人の特徴でもある。

監禁状態

下がり過ぎていて過度に硬く身体と一緒に動かない肩は、ある問題から抜け出せない人であることが多い。

人生の重さ

アンヌマリーは、二か月かけて徐々に発症した肩の関節周囲炎*で、私の診察を受けに来た。問診でアンヌマリーは解雇状を受け取っていたことを打ち明けた。「中身を読んでいくに従って、肩に鉛のマントが少しずつのしかかってくるのを感じました。そして自分がロボットのように歩いている感じがしました」。私は、因果関係、つまり出来事と肩の問題との関係を彼女に説明した。肩は人生の重さを表している！

恐怖、恐れ

耳の方に上がった肩は恐れと心配を物語っている。この人は過度の防御の姿勢を取っている。非難や罰を受けるのが怖いのだ。服従する女性、罰を受けた子ども、落第した学生、上司にハラスメントを受けた男性など苦しんでいる人は、過剰なほど恐れの姿勢を身につけている。恐れの姿勢から進行する可能性のある恥、迫害の感覚とパラノイア（妄想症）行動には気をつけなさい。

肩と器官との関係

肝臓

右肩が肝臓と関係していることは、臨床で頻繁に確認される。肝臓がうっ血すると、感覚神経系を刺激し、感覚神経系は肝臓と肩を結ぶ神経線維網を介して肩に痛みを伝える。一方、筋や臓器を包んでいる膜があり、それをファシア（筋膜）という。ファシアは臓器間や臓器と骨格の間をもつなげているため、ファシアを介するつながりもある。

肩関節周囲炎*（肩を取り巻く軟組織の炎症であり、慢性関節リウマチ*とは全く関係がない）は、五〇歳前後の女性において、左よりも右の方に頻繁に見られる。手根管症候群*や一部の滑膜嚢胞*と同様にホルモン的原因で説明がつく。肝臓には、ホルモンをコレステロールの形で排出する役割があることを思い出そう。

一部の右肩の関節周囲炎は薬の服用に起因し、とりわけコレステロール除去に使われる薬が問題を起こす。

コレステロール低下薬が肩に及ぼす作用は、説明書の副作用リストに記載されている。

心臓と胃

人体では、左肩は心臓および胃の問題と関係している可能性がある。これは頚部の神経系に起因するようである。下部頚椎は左肩に痛みを起こすが、心臓、食道、胃など迷走神経につながる臓器の痛みも起こす。迷走神経は、失神を起こす発作により知られている。このような場合、運動と適切な食生活が勧められる。重篤なケースでは医師の診察が絶対に必要である。

すい臓

左肩の痛みは、すい臓の問題の前兆を示すことがある。その場合、砂糖と油脂の摂取を大幅かつ長期的に減らさなくてはならない。

肩の障害

関節周囲炎

前述したように、関節周囲炎は肝臓、胃、すい臓など、内臓の機能障害の結果起こることがある。その場合は、原因の臓器を治療する必要がある。関節周囲炎は、閉経期やリウマチの突発に続いて起こることがあり、時には、納得できる原因が全く見つからないこともある。肩の内部の石灰化は関節周囲炎の結末である。関節周囲炎は外傷が原因のこともある。

首から来る神経痛

肩に広がる神経は首から来ているため、頚椎に起きた問題（関節症、*椎間板ヘルニア、*神経の炎症）が肩の痛みを起こすことが頻繁にある。同じことが上肢全体（上腕、前腕、手首、手）にいえる。

外傷

転倒によって、肩の脱臼を起こすことがある。上腕骨が、もともと収まっている窪み（関節窩）から外れてしまい、上腕骨頭が大胸筋（おなじみの胸筋群である！）の下からはみ出すことがある。

複数回脱臼した場合の唯一の解決策は、上腕骨頭を支えるために骨性のストッパーを付ける外科手術である。その他の直接肩を打つような転倒では、何でもないように見えても筋と肩を吊り下げている靭帯を脆弱にするリスクがある。患者は受傷後すぐ激しい痛みを感じるが、痛みは三週間後には鎮まる。しかし転倒の「衝突」力は微小断裂を生じさせており、それが受傷して数か月後さらには数年後に目を覚ます。ある日これといった理由は何もないのにもかかわらず肩が痛くなり、レントゲンを撮ると石灰化が起きていることが判明する。石灰化は原因ではなくて外傷の結果なのである。

ロテーターカフ（回旋筋腱板）

ロテーターカフの筋群は、肩甲骨から起こって上腕骨を固定している。頭の後ろに腕を持って行く動作ができるのは、ロテーターカフの働きによる。多くの患者が、この部位に肩の問題を訴える。実際ロテーターカフの筋群は、肩、肘、手を突いての転倒が原因で、あるいは腱の老化によって少しずつ部分断裂や完全断裂を起こすことがある。こうしてある日これといった理由もなしに、何でもない動きや肩を下にして長時間横になったことによって急に肩が痛くなる。局所のレントゲン撮影（関節スキャン）*によって筋繊維の断裂や骨化（後者は原因ではなく結果である）の有無を確認できる。全く肩を動かせなくなった患者は、断裂した筋（筋‐腱の断裂）を外科手術で再建するしかなくなる。まだ少し動きが残っている患者には、私は外科手術を避けるようにアドバイスしている。肩と肩周囲の関節（鎖骨、肩甲骨、肋骨、脊椎との関節）に存在する小さな癒着をすべて開放することによって、オステオパシーで良い結果を得ることができるからだ。肩は完全な柔らかさが戻らないとしても機能は回復する。

アドバイス

肩を開こう！

好循環を維持しよう。肩を開くことで胸郭が広がって脊柱が真っすぐに伸びる。いくつかのストレッチを行えば、持続的に姿勢を維持しやすくなる。

エクササイズ

伸ばすこと（ストレッチング）

できれば鏡の前で正しい歩き方を学ぼう。頭を真っすぐに立て、まるで胸骨で何かを押すかのように、そして顔も前方に押すようにして歩く（強い風に向かって歩くときはこうして歩く）。肩はしっかりと後ろに引いておくこと。

肩を柔らかくする

肩は丸まって下がる傾向があるので、気軽にすぐできるエクササイズを行い、反対方向に肩を柔軟にするよう努めることが必要になる。肩のエクササイズは、胸椎のエクササイズと同じであることが多い。

・壁に背中をつけて立ち、まず片方の腕を伸ばしたまま手をできるだけ高く挙げる。このとき背中は壁から離さないようにする。同じことを反対側の腕で行い、次に両腕を同時に挙げる。

・仰向けに寝て、片方の腕を伸ばしたまま、手が後方で床に触れるまで挙げていく。肩甲骨や脊柱を動かして補助しないようにする。同じことを反対側の腕で行い、次に両腕で同時に行う。

・鏡の前に立ち、腿の脇に沿わせた両手を下に押すようにして肩を下げる練習をする。このとき、肩は常に後方に引いておく。

これらのエクササイズは、脳が正しい肩の位置を認識して記憶できるように作られている。

第九章　肘

肘は肩と手の中間にある関節のことを言い、橈骨、尺骨および上腕骨の三個の骨から成る。肘は肩の負担を軽減し、物をつかみやすいように手の動きを助ける。肘は肩よりも頑丈である。肘の脱臼*は肩の脱臼より少ない。

肘が表すもの

肘の成す角度を見ることで、人体がいかに複雑にできているかを考えさせられる。人は肘をある程度曲げている。肘は非常によく動くので、姿勢

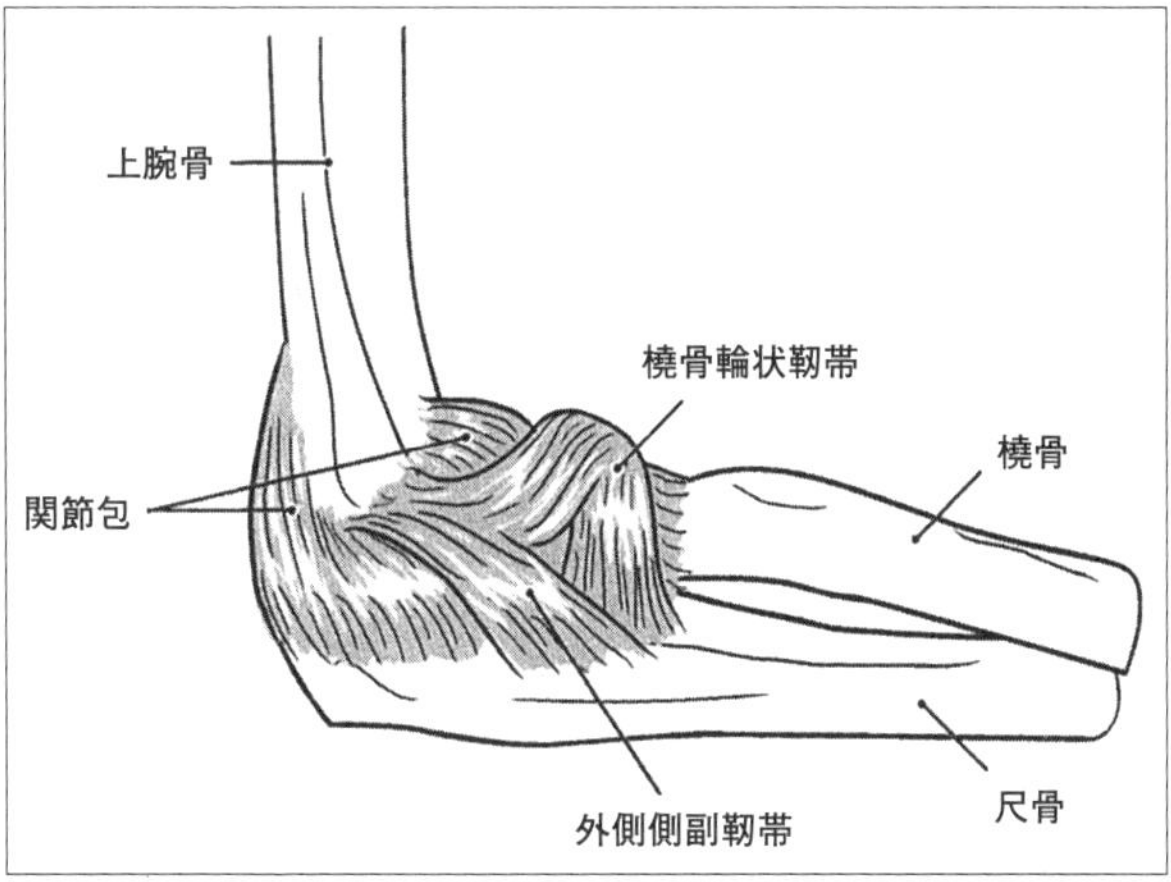

図12　肘

は精神状態に応じて変化し得る。たとえば曲げた肘は、精神および筋的な緊張あるいは過剰な注意を表す。

目立ちたがり

伸ばした肘と前方へ開いた手の持ち主は、自分を見せ「見た目」にこだわる。このような人は場をしきり支配したがる。

共感

肘は軽く曲げて力を抜き手は開いている。このような人は他人を説得したい、そして他人と付き合いたいと思っている。

高揚

これに加えて手のひらもがしっかり開いて前を向いていたら、そこには人と明らかに融和したいという高揚と自信がはっきり表れている。

自分自身を縛りつける

肘を直角に曲げて身体に付け（多くの場合、首の緊張を伴う）、拳を握りしめている人は、自分の感情を表すことが難しい。このような人は厳格な教育に縛られている。

与えたくない

さらにまだ姿勢にぎこちなさがあるようであれば（脇を固く締め、手首を床に向けて少し曲げている）、この人は人に与えたくない、あるいは気前が悪い。同時に心配性で臆病、あるいは妬み深い可能性がある。

抑制

脇を固く締め、拳を握った状態が意味するものは、不公平感と怒りである。このような人は怒りをこらえている。肘と手を前方に向けていたら、この人の緊張は頂点に達している。

閉じこもり

腕を組んで、向かい合う人に対して距離を置く。腕を組むことも熟考あるいは無関心の表れである。

肘と器官との関係

肘の痛みは尿酸過多で関節包内*に小さい袋を作る場合を除けば、内臓器官との関係がないことが多い。このような現象は、家族の中に痛風あるいは腎仙痛を患った者がいる家系に頻繁に見受けられる。

肘の障害

上顆炎、腱炎

外側上顆炎*は、肘外側部の痛み（テニス・エルボー）のことである。痛みが肘の内側部のときは、内側上顆炎（ゴルフ・エルボー）のことを指す。

肘の腱炎（テニス・エルボー*）は、テニスプレイヤーに付きまとう心配事ではあるが、何よりもまず反復動作が多い職人に起きる障害のことである。たとえば、ペンキ工、庭師、内装業者、美容師などである。もし、あなたが三日間ペンキ塗りをして腱炎になったのなら、ペンキ塗り以外の原因は考えなくてよい。逆にもし腱炎が何でもない動きをした後、あるいは高い負荷の後に何か月も続くようであれば、その原因は他にある。ほとんどの場合、下部頚椎あるいは上部胸椎の神経根のところで障害が起きている。そのときは、頚部神経を個別に狙ったテクニックを身につけた手技治療者に診てもらいなさい。そのテクニックは、首から指まで頚部神経に沿って必要な箇所へ施術するというもので、非常に熟練したアプローチが求められる。うまく施術できれば効果は絶大である。テニス・エルボーは、拳を握って肘を伸ばしたとき、腕の外側面が特に痛む。

他の腱炎で、特にゴルファーに多いものがある。これは手作業をする人もなる腱炎である。その痛みは腕を曲げたとき、肘の前方で上腕二頭筋が前腕に付着する部分に現れる。

肘の脱臼

肘の脱臼は転んで、両手あるいは肘を直接突いたときに起きる。

衝撃

衝撃を受けると尺骨神経が放電する。それを実験するには肘を何かにぶつけるとわかる。電気が指まで走るのを感じ、その力で指が曲がってしまう！

アドバイス

外側上顆炎の場合

圧迫タイプの包帯を痛いゾーンに巻いてはいけない（巻くと痛みは増す）。むしろ肘の窪みから三～四横指下のところに包帯を巻く。そうすれば、筋の収縮がそこよりも下で起こり、骨の付着部近くの炎症を起こしている筋に負荷がかからない。

すべての腱炎について

すべての乳製品、食塩など肝臓（これが炎症*を引き起こす）にとって消化の負担になるような食品を除外して食生活を変えることが必要である。もし腱炎が長引くようなら、手技療法者に頚椎および胸椎を検査してもらいなさい。そこに肘まで分布している神経の炎症が起きていると考えられる。その場合は仰向けに寝て、うなじの下にあんか、あるいはホットクッションを置いて自分で頚部の緊張を緩めてみる。

両腕を挙げて頭を後方に反らしたり、上肢を大きい振幅で動かす長時間の姿勢を避けなさい。痛みのあるときに痛い方向へ動かすのは絶対によくないのでそれは避けること。

私たちは電気あるいは超音波治療を全く信用していない。反面、肘の靭帯が骨（上腕骨、尺骨、橈骨）に付着する部位をマッサージすると、本当に痛みは和らぐ。

衝撃を直接受けた場合

最大二日間、肘に氷を当てておく。その次にアルニカチンンキ（訳注——打撲傷・捻挫に効く鎮痛剤）を塗る。

第一〇章　手と手首

骨について考えると、手は足に手首は足首に例えることができる。手の骨は二六個ある。手と足の大きく違う点は、手は体重を支えなくてよいこと、そして正しい体重のかけ方を気にする必要がないことである。つまり、手は足よりもはるかに空間での自由度が大きい。手には非常に大きい可動域があり極めて正確に動く。それ故、「手先が器用」といい、また芸術家については器用なことを「指の達人」あるいは「金の指または魔法の指」と表現する。手にはおよそ八八個の靭帯があり、これは相当大きい数だ！　手は言葉、そして時には突飛な言動を伴い、表現の手段になる。「手で話す」。このことは南へ行くほど顕著である。手関節は橈骨と尺骨から成る。手関節は、この二個の骨同士が関節し、同時に手根の八個の骨と関節している。手を突いて転んだとき、最も頻繁に骨折するのは橈骨である。「手首の一部が出っぱった」ようになる。また舟状骨という手根の小さな骨の骨折が多い。舟状骨は血液のめぐりが悪く、多くの場合、骨の癒合が困難である。

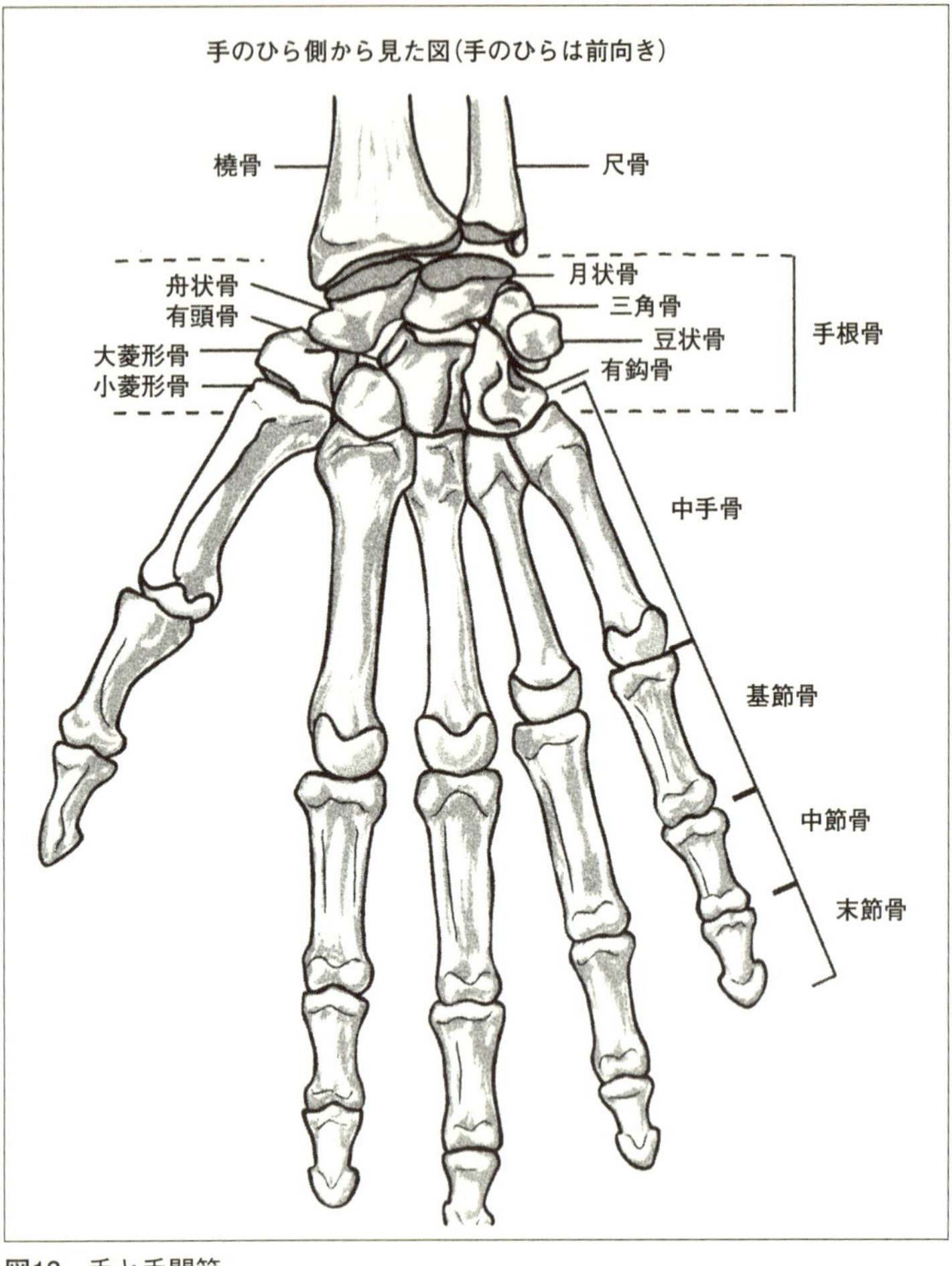
手のひら側から見た図（手のひらは前向き）
橈骨
尺骨
舟状骨
有頭骨
大菱形骨
小菱形骨
月状骨
三角骨
豆状骨
有鈎骨
手根骨
中手骨
基節骨
中節骨
末節骨

図13　手と手関節

手と手首が表すもの

私たちは手を使って話す。手首がないと手の動きに十分なストロークがなくなってしまう。手と手首は協調して動く。また、手は軽快な口調あるいはとぎれとぎれ話すときに一緒に動く。そして手は私たちが物事を理解する、あるいはさせるときに補助してくれる。疑いがあるときや、わからないときの手の動きを見てみなさい。集まった人の前で手を動かさずに話をしてみなさい。簡単にはできないでしょう！　手は人を引きつけたり拒絶したりする。指は人を捉え攻撃する。指は怒ったときに握り、与えるときは広げる。

不信感

手で押し返すときは身体および精神が抵抗している。手は不安、警戒心、拒絶、そして不快感さえも表す。

引きつける力

柔らかに前方に両手を広げるときは、人を引きつけ、人に対しての寛容さ、および愛着を表す。

禁止

手がこわばると、手は「何かをしない」あるいは「何かを禁じられた」ことを表す。

呼びかけ

両腕をゆっくり広げて近づき、取り囲もうとする手の動きが表すものは、保護あるいは情熱である。つかもうとする手の動きの速さから欲動の強さがわかる。

表現

大げさな芝居がかった手は気取っていて、特に前腕を挙げ絶えず動いている。外向性の人の手はあらゆる方向に動く。

説得の意欲

説得したいと思っている手は指が開く傾向にあり、命令的で反復した動作をとる（手と指を上から下へ動かしながら相手の方に向ける）。

気の弱さ

手を隠すのは、気の弱さあるいは生まれつきの羞恥心を表す。

内にこもった怒り

握った拳は内向、欲求不満、押し殺した怒り、うまく表現できないとき、達成できない、あるいは拒否されたときに確実に表れるしるしである。多くの場合、歯を食いしばるのと同時に手がこわばる。

ものを捉えることができなかったり、理解ができないと手に痛みが起きる。

手および手首と器官との関係

心臓

心臓と関係があるのは左手で、特に薬指と小指である。手に起きる不意で偶発的かつ激しい痛みは、心臓の問題を意味することがある。非常に多くの場合、顎に激しい痛みを伴う（というのは、顎の筋は一部の神経線維を心臓と共有しているからだ）。結論をいうと、手に痛みを投影する内臓器官はほとんどないが、反面、頚椎の痛みは指まで伝わる可能性がある。

肺

心臓より投射痛が少ないが、肺が手の痛みを起こすことがある。最初は胸膜の炎症あるいは無症状の肺の問題なのだが、ここでも手の痛みは神経系が頚椎と共有していることに起因している。

手首の障害

滑膜嚢胞

滑膜嚢胞*は手首の障害で最もよく見られる。滑液とは関節内にある液のことで、関節の潤滑油となっていることを思い出そう。滑液が細分化し被膜で覆われることで滑膜嚢胞が形成されるようだ。滑膜嚢胞はメカニカルな力がかかると現れることがあるが、閉経期にも現れることがある。憎きホルモンなのだ！　外科手術は勧められない。なぜなら、滑膜嚢胞は必ず再発する傾向があるからだ。

手首は年齢とともにその可動性を失う。エクササイズを行うことで関節が硬くなるのを防ぐことができる。エクササイズは次のように行う。指を組み、手をできるだけ遠く、前方へ押し出す。そのとき、手のひらは前に向け、腕は最大限伸ばす。

手根管症候群

手根管症候群とは、手首および手のひら側にある正中神経が圧迫されて起きる。特に女性の妊娠中および閉経期に起こるが、まさに症候群の原因とホルモン系が関係している証拠である。エストロゲンとプロゲステロンの生成のアンバランスが原因だ。これらのホルモンは、最もホルモンの支配を受ける組織のたとえば筋、靭帯*、筋膜および脂肪の弾力性に働く。女性は、特に夜間および早朝に蟻走感（ちくちくする感覚）や痺れを感じる。そうなると、違和感が生じ、ともすると激痛になり日常生活に支障をきたしかねない。この不快感を少しでも改善しようとして手を振る。これらの症状を血液循環不全の症状と混同してはいけない。静脈に問題がある場合、手は少し青みがかり「むくむ」。動脈の場合、手は色白くなる。あらゆる外科手術（最も多いのは内視鏡によるもの）の前にオステオパシーで施術することが大きな救いになるかもしれない。オステオパシー施術は、首の神経系（手のすべての神経は首から出ている）と血液循環系の両方に働きかけるからだ。手根管症候群は、手作業をする人、体操選手、同様にコンピュータを頻繁に使用する人にも起きる。この病気は最近増えている筋骨格障害（訳注──反復作業による関節障害）に属する。この問題を予防するには、たとえば、次に挙げるエクササイズを行い、手首および手の柔らかさを保つようにするとよい。

指を組み、腕をできるだけ前へ伸ばす。伸ばし切ったら、手のひらが前を向くように手を反返した手をさらに前に出し、指を最大限伸ばす。

手の障害

頚椎との関係以外で、手が自然に痛くなることはまれである。リウマチ性多発関節症では、指は腫れ上がって熱を持ち指と手は同時に変形する。手の神経に効果をもたらすには首を、また手の血液循環系に効果をもたらすには首と肩の間を施術する。

手を骨折した後は、疼痛性ジストロフィ*になることがある。つまり、液（血液、リンパ液）の循環および神経網の問題が起こる。これは非常に痛く回復に時間がかかる。理学療法を行うと関節の可動性を保つことができる。

エクササイズ

手の背側部のストレッチをする

拳を握り両腕を肩の方へ曲げながら、拳をできるだけ上腕二頭筋に近づける。二〇回を一セットとして一日二回行う。

このエクササイズをすることで、腱の可動経路と振幅を保つことができる。というのは腱はすぐに収縮する傾向があるからだ。

関節強直症にならないために

手のひらをできる限り引き伸ばす。手のひらをしっかり平らに広げ、腕を伸ばして両手をテーブルに押しつける。一〇秒ほど保持する。これを一日二回行う。

第一一章　頭蓋と顎

頭蓋

頭蓋を関節の内に含めるとは奇妙だと思われるかもしれない。しかし実は頭蓋は、顔面と頭蓋を合わせると、二二個の骨から構成されているのである。頭蓋の関節は、子どもの成長に従ってすき間が締まってくる。成長が終わると、骨は線維組織で結合される。成人になると、骨の接合部を表す縫合線しか残らない。頭蓋の関節は、固定しているように見えるが実は柔らかく、毎分八回およそ五〇ミクロンというわずかな膨張と収縮の動きを行っている（これが頭蓋の動きである）。頭蓋の関節は橋梁の伸縮継手と比較できるかもしれない。私たちには自分の頭蓋の動きは感じられないが、見た目ではわからないほどの膨張と収縮の動きが存在する。

アカデミックな医学は頭蓋の動きの存在を認めていない。頭蓋を実験室の骨標本のような《乾いた、硬い》骨として観察してみると、こういった医学的な見解は理解できる。しかし、生きている頭蓋では柔軟性が確かに存在しており、経験豊かな手にはこれが感じられる。オステオパス*は、訓練と情熱そして粘り強さによって触診の感覚や手技の技術を磨く。長期間の訓練によって頭蓋の微細な動きを検知することができるようになる。頭蓋の動きが実在することの信憑性を説明するために、頭にぴちぴちのサイズの帽子をかぶるという実験をしてみよう。すぐにこの帽子をかぶっていられなくなることがわかるだろう。そうすると、脳には「呼吸する」空間がなくなってしまうのだ。数ミクロンの動きが感じられ

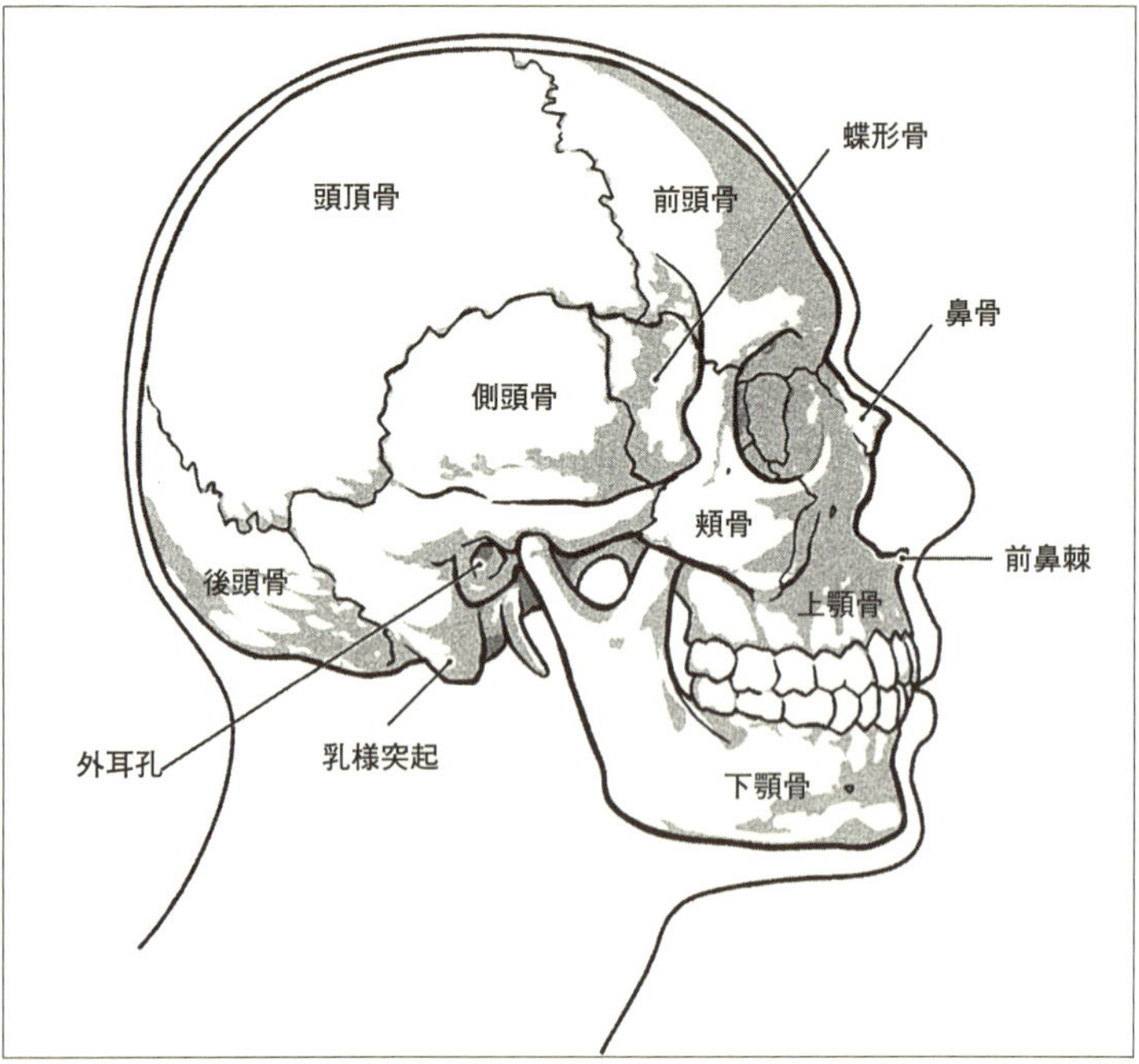

図14　頭蓋

るのかと、あなたは私に問うかもしれない。一回だけペンキを塗った壁の上で指を動かしてみよう。次に、部分的に二回ペンキを塗った壁を触ってみよう。指を滑らせていくと、ペンキを一回塗った部分と二回塗った部分の高さの違いをはっきり感じるはずだ。それが四〜五ミクロンオーダーの大きさだ。こうした微細な感覚が得られるかどうかは、練習と集中力次第である。

頭蓋が表すもの

頭蓋（骨）とは脳を包んでいる骨であり、脳は保護される必要がある。頭蓋は、無数の機能を持つ本当に貴重な宝である。私たちは頭蓋を、医学用語でいえば、眉のラインから下にあるすべてをまとめた顔面と合わせて考える。私は、顔の顎関節から取り上げることにする。

頭蓋の障害

・妊娠と出産　すでに母親の胎内で赤ん坊の頭蓋骨は、次のような場合に圧迫されている可能性がある。子宮が過度に「けいれん」している場合。赤ん坊が負担のかかり過ぎる体勢になっていた場合。赤ん坊が出産時に長時間恥骨に押しつけられていた場合。あるいは産科医が吸盤や鉗子を使って娩出した場合。頭蓋骨の固着から起こる主な徴候は、睡眠障害、食間に起こる非常に不快な胃・食道からの逆流、斜頭*と呼ばれる頭蓋の変形、訳もなく泣くこと、斜視などである。頭蓋に問題のある子どもは、はっきりとした理由なしに、頻繁に泣き興奮する。オステオパシー治療では、頭蓋骨の縫合や膜の調整を行う。オステオパスは特に頭蓋内圧を調整する。

・外傷　外傷を受けたとき、特に頭からの転倒は頭蓋骨を固着させる可能性がある。起こり得る結果は、頭痛、片頭痛、あるいは頭以外の部位の局所的な症状（頸部痛、背部痛）*などである。頭蓋骨の関節は、転倒しても骨折を防ぐ働きがある（重度の外傷の場合を除く）。頭蓋の縫合は、衝撃の緩衝・吸収器としても役割を持ち、衝撃の一部を吸収する。縫合がなければ頭蓋は硬いボウル状のものとなり、小さな衝撃を受けただけで細かいひびが入ってしまうことだろう。

オステオパス*は、頭蓋を押すか、口腔内からアクセスしてソフトで痛みのないテクニックで施術する。こうしたマニピュレーションは頭蓋内圧に効果があり、その結果、脳にも良い効果を及ぼす。

頭蓋と器官との関係

すべてが相互に関係している！　脳は身体のすべてのシグナルを受け取って再配信する。したがって、頭蓋の固着は身体の機能全体に影響を及ぼし得る。外傷を受けたとき、脳は頭蓋骨の中でわずかに移動する。この小さな動きは、味覚と嗅覚を司る神経をメカニカルに破壊する力を持っている。それでも患者の味覚や嗅覚は回復するが、一年を過ぎると、回復の可能性は低くなる。頭蓋に問題のある乳児では、胃と食道間で起こる逆流との関係が頻繁に観察されている。

頭蓋オステオパシー

赤ん坊の頭蓋が母親の胎内にいる間に固着してしまうことがある。赤ん坊の体勢異常や子宮のけいれん、子宮頚の開大や早過ぎる子宮収縮によって、母親が寝たきりの状態を余儀なくされる場合、産科医が鉗子を使わなくてはならない場合（赤ん坊の命がかかっているため）などが当てはまる。

頭蓋の骨は出産時に重なることができる。頭蓋のボリュームを小さくして産道を通過しやすくするためである。赤ん坊の頭蓋が母親の胎内ですでに固着している場合は、より産道通過が困難になり痛みも伴う。頭蓋骨の動きは、赤ん坊の重要な機能のスイッチを入れる働きがあるが、帝王切開の場合はそれがない。

しかしながら、オステオパシー治療に対して非常に懐疑的な人たちがいる。

スイスのあるラジオ番組に出演して、生放送で聴衆の質問に答えなくてはならないことがあった。いくつか単純で好意的な質問が出たあと、一人の女性の聴衆が私を呼んでこう言い放った。「あなたのテクニックは、ヤブ医者の金儲け（金の湧き出るポンプ）テクニックよ。（発言のまま）」。この手の発言に対して怒っても意味がない。私は怒らず、攻撃者の批判に逆らわないで、こう答えた。「あなたが私たちをヤブ医者と考えることに反論はしませんが、私が診察した七か月の赤ちゃんの話をさせてください。この子は生まれてからずっとわけもなく一日に七〜八時間泣いていました。両親が私のところにこの子を連れて来たときには、心配と睡眠不足のために二人ともすっかり疲れ果て異常に興奮していました。子どもを落ち着かせるためにあらゆることを試し、あげくの果てに鎮静剤まで使いましたが逆効果でした。

私は触診をして、この赤ちゃんの頭蓋が小石のように硬くて動きや柔らかさが全くないことを感じました。主な縫合を緩めてやると、こわばって泣き止まなかった赤ちゃんの両腕が少し緩み始め、次に両脚と頭が緩み、最後には眠ってしまいました。二回の診察が終わると夜眠るようになり、空腹や歯が生えるときしか泣かなくなりました。

両親は疲労して何かにつけて言い争っていましたが、和やかな生活を取り戻すことができました。奥さん、七か月間眠らずにいてごらんなさい、隣人たちとの関係が必ずぴりぴりしたものになることがわかりますよ」。それから、私はこう結論した。「奥さん、この赤ちゃんのためにあなたが私をヤブ医者と言ったことを私は全面的に受け入れましょう！」。放送に沈黙があった。「他にご質問はありますか」。記者が尋ねると、「いいえ、ありがとうございました」。この婦人は見るからに心を動かされた様子で答えた。

顎

顎は、頭蓋の側頭骨と下顎骨の間にある側頭下顎関節のおかげで機能している（下顎骨が頭蓋に対して動く）。顎関節は、動きのあるすべての関節と同様に、上下の顎から生じる圧力を緩和するための関節円板を持っている。顎の筋は非常に力強いことを覚えておこう。下顎骨と鎖骨は、胚の中で最初に形成される骨なのである。

顎が表すもの

・手放すことの拒否　顎をギューッと締めている（歯を食いしばっている）のは、手放せないか、手放したくないことの無意識の表れである。

・逃げていくもの　同様に逃げていくものをつなぎ止めたい欲求や、私たちの期待がかなわないことも表現している。

・言わないこと　私たちはまるで問題が口から出ないように、言い表すのを邪魔するかのように歯を食いしばっている。あるいは言葉にするのが難し過ぎるからなのか。言わない言葉は、顎のところで結晶化する（固まってしまう）。そして、実行できないこと、実現するのが怖いこと、解決できないことがあると、筋は意に反して収縮してしまう（「開口障害」という）。

・緊張の表れ　攻撃性は顎に押さえ込まれ、想像上の戦いの準備で顎をギュッと締めている。壁が高過ぎて越えられない。自分は行動に移せないと感

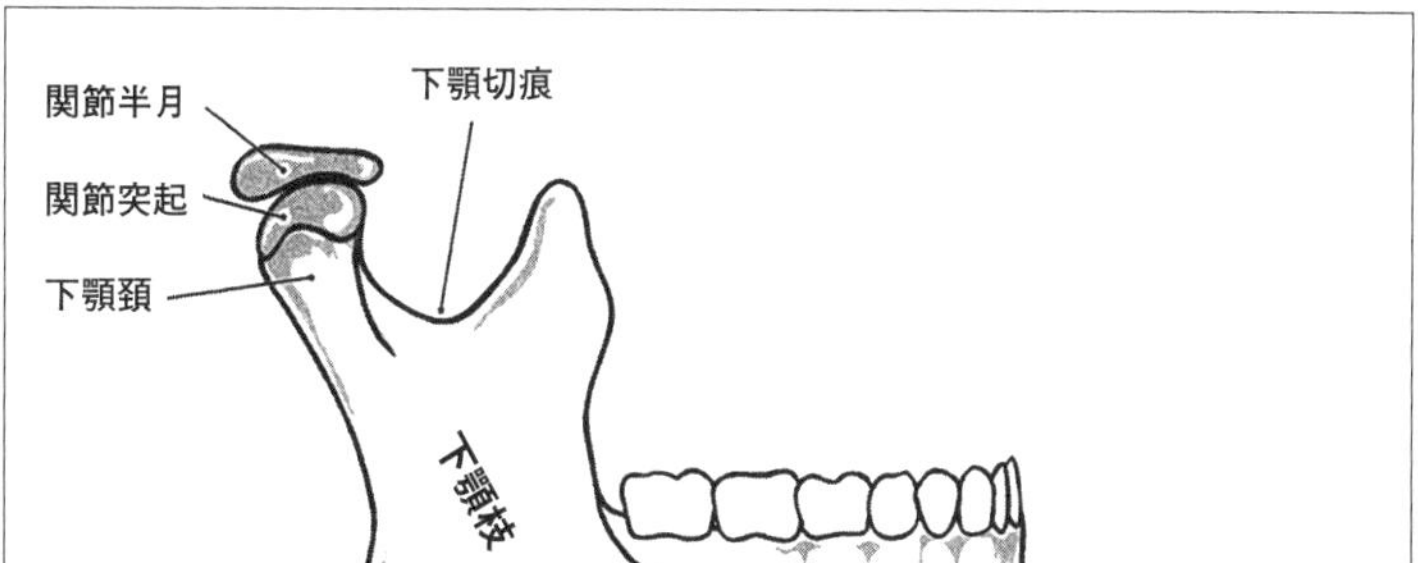

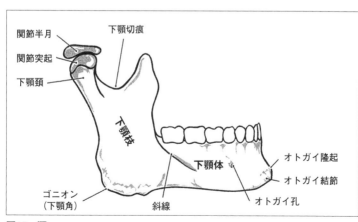

図15　顎

じる。この人は解決の手掛かり（鍵）を持っておらず、無意識に上顎骨の筋を緊張させて同じ考えを反芻している。

・**失敗**　睡眠中に収縮が突然起こるのは、深い問題の解決ができないという強い感情のしるしである。脳は、身近にある顎を介して自己矛盾やネガティブな思考の蓄積をすべて夜間に表出するのである。

・**エネルギーの証！**　強い下顎は、大きなエネルギーと、ある程度貪欲さを伴う物質的なものへの執着の証であることが多い。

顎と器官との関係

顎の痛みは歯並びの悪さに起因することがあり、これは（たとえば歯の矯正によって）歯科医が治療できる。あるいは硬過ぎる食物を噛むことによるメカニカルな障害や無理に口を大きく開けることに起因することがある。痛みが訳もなく散発的に起こる場合は、心臓の問題に関係する可能性がある（顎と心臓は神経でつながっている）。

顎の障害

寝ていて歯を食いしばるのは、障害を越えられないこと、行動ができないと感じること、難しい選択や難しい決断を迫られていることを意味する。歯ぎしり（ブラキシズム）と歯ぎしり（ブラクソマニー、この二つ目の言葉は、コツコツ音を出すこと）は、歯を繰り返し無意識に擦り合わせる動きを定義する言葉である。前述したように、夜間に歯を食いしばったり、きしませたりするのは、深層に積もり積もった緊張があることの明確なしるしである。

さらに、上下の歯が互いに大きな圧力をかけて動くので、エナメル質は当然過剰に摩耗する。一方、頭蓋骨に付着する顎の筋の一部が過剰な圧力を受けると、今度はこの圧力が頭蓋内圧を高めてしまう。まるで脳が狭い頭蓋骨の中に押し込められているかのようになるため、この人の緊張は高まり、こわばって神経過敏になる。不愉快な騒音にさらされる配偶者にとっては迷惑なことだ。頭痛や頭蓋の緊張、頭重感もこれに加わる。

アドバイス

・まずはじめにこの状態を把握し、次に緊張を緩める必要がある。日中ときどき顎の力が抜けているかどうかを確認すること。顎が緊張していることが多いことに驚くだろう。
・口をゆっくり開けたり閉めたりする小さな動きで、固定した顎をアンロックする習慣をつけること。たとえば、チューインガムを噛んでも良い。
・緊張が現れたらすぐに、こめかみと顎関節を時計回りの方向に小さな円を描くようにして一分間マッサージすること。
・ヨガその他のリラクセーションの方法で身体を動かすこと。

装具

歯科医が就寝中につける装具（比較的ソフトな材料で作られている）を勧めることがある。この装具は歯や頭蓋にかかる力を減少させる。もちろん、これでは心因性の問題を解決することができない。頭は考え続ける。何といまいましい脳だろう！

歯はしばしば問題の原因である。私たちは、関節、筋、靭帯の痛みに関して歯を疑うことが不十分である。

私は、非常に有名なヨーロッパのサッカー選手の話を思い出す。この選手は、一年近く欠場を余儀なくされるほど、特別に辛い腱炎を右のふくらはぎに抱えていた。最高の専門医の診察を受けても治らなかった。ある日、激しい歯痛に襲われたため、歯医者は一見正常に見える（レントゲン写真から読み取る限り、正常）歯冠を取らざるを得なくなった。処置後、この選手のふくらはぎの腱炎はまるで魔法のように消えてしまった！

これは、痛みがいったいどこにあるのかという問題を提起しているのだ！　痛みの経路は、時として理解や説明が極めて困難なことがある。オステオパスや手技治療者に謙虚さが求められるのは、このためである。

では歯列矯正装具はどうだろう？

これは広くて難しい問題である！　今日ほとんどすべての子どもが歯列矯正装具を着けているのは驚くべき事実だ。子どもに美的あるいは機能的に問題があるという理由から歯列矯正が必要なケースがあることも事実である。しかし、それ以外のケースでは考え直してもいいだろう！　一〇歳前後では、子どもの歯は確かに無秩序に生えてくるが、これは正常である。また、子どもたちの将来の歯並びを想像させるレントゲン写真で、両親をギョッとさせることは簡単である。「お子さんが快適に気後れなしに成長することを望まれるようでしたら、歯列矯正をしてあげてください」。しかし、こうして無秩序に生える歯は徐々に整ってきて、年齢と共により規則的な歯列に変わる事実が確認できている。昔の人は歯列矯正装具を着けていなかったが、この世代全員が「ずれた顔」をしているとはいえない。家系的な歯（列）の奇形がなければ、私は両親に装具を着けないようにいっている。私たちにはみなハリウッドスターの笑顔が必要なのか。頭蓋オステオパシーには、歯列のバランスを取る役割があるといえる。もっとも身体全体が変更の難しい遺伝子プログラムに従って成長することを忘れてはいけない。したがって、歯列に奇形が見られる家系であれば、子どもに歯列矯正を行った方がよい。

第四部　自分で健康を管理する

私たちには自己の健康を管理する義務がある。心身共に健康でいるためには何ができるのだろうか。こうした問題意識はエゴイズムの表れだと非難されるべきものでは全くなく、むしろ自らに問うべき最も健全な問いかけである。同時に、健康管理は自分の周りの人たちにも影響があるからである。できるだけ自分に正直に生きるようにする。そうすれば輝くことができ、最終的には周りの人たちにもプラスになる。命は誕生、いや受胎によりもたらされたプレゼントである。与えられた命の質を維持することは私たちの日々の仕事である。人生とは自分が建築家として築く建築物だ。絶えずバランスが求められる。自らの人生にポジティブな影響を起こすあらゆるパラメータ（要素）に働きかけなければならない。パラメータは数多くある。たとえば、家族、友人、仕事、環境、食べ物、身体・知的・芸術活動などである。

人生には、私たちが介入できる一面が常に少し存在する。それは生命とバランスに対する私たちの希望である。生きているということはまたとない幸運であり、与えられたものでベストを尽くすように求められているという認識を持つことが大切である。

子どもは、女性が持つ約五〇万個の卵子の中から選ばれた一個の卵子と一回の射精で排出される約三億の精子の中から選ばれた一個の精子から生まれる。さらにいえば、卵子と精子が実りある出会いをするまでに行われる数多くの試みを考えると……何とも感動的な話ではないだろうか！　さらに人類の創造まで家系をたどっていったなら……本当に想像し難いことだ！　出会いとは二人の人間が出会うだけではなく、二つの生命が出会うことなのだ。

私たちは創造された。器官、筋、関節などを持って生まれ、それが機能している。それならば、もって生まれたものを良好な状態に保つために、できればそれらの機能が向上するようにできる限りのことはしようではないか。私たちの身体は一体である。脳を刺激すれば身体に良い効果があり、逆に筋や関節を鍛えれば脳に酸素が行き渡る。脳を動かすより身体を動かす方が簡単だろうか。それは出生時に各人に与えられた健康の持ち分（資産の大小）にもよるし、体質にもよる。だが、食べたり飲んだりするものに注意を払うことは誰にでもできることである。

第一章　痛みがぶり返すとき

痛みのぶり返し

痛みのぶり返しは、火山が突然噴火し始めるのに似ている。自然界では数多くのパラメータ（要因）がそろって初めて現象が起こる。関節は、以下の状況で痛みがぶり返す。

- **気候**　湿度が高いと関節の痛みが増すことは知られている。
- **気圧**　高度変化が繰り返されると、痛みがぶり返すことがある。ウィンタースポーツのリゾート地目指して山に登ったり山を下りたりするだけで、以前からある虫歯が痛み出すことがある。
- **メカニカル**　弱っている関節に新たな衝撃が加わると、損傷しかねない。
- **ホルモン**　女性は閉経前から閉経期にかけて痛みを感じやすくなる。
- **代謝**　消化不良が関節痛を引き起こすことがある。これは、たとえば尿酸値の上昇による投射痛である。

・**社会心理**　背中を酷使したり緊張を強いられたりすると、脊柱頚部の弱い部分に影響がでる。
・**遺伝**　リウマチなど、家系的体質からくる痛みがある。
・**感染**　外傷がないのに膝に自発痛がある場合は、反復性扁桃炎の表れの可能性がある。

治療者は患者が次のことができるように助ける。

・関節の痛みと根底にある原因の関連性を理解させる。
・痛みを引き起こす要素を識別させる。
・変化の要因や悪化の要因を予見させる。

関節の痛みにはメッセージが含まれている。そのメッセージを読み解くことを学び、受けた外傷の意味について一緒に考えよう。

痛みに耳を傾けよう

痛みに対してみんなが平等というわけではない。他人の痛みを過小評価しないこと。身近な人の痛みと自分が感じる痛み、あるいは過去に感じた痛みを比較してはならない。耳を傾け、敬意を払い、判断を下さないこと。そうすることは簡単なことではないのだが！　人はみな自分の経験、教育、感覚によって痛み感じている。痛みの感じ方は全く先天的・後天的背景によるものであり、自分以外の誰かが推し測ることはできない。起こったこと自体が重要なのではなく、それをどう受け止めているかが重要なのである。痛みの大小にかかわらず、症状（痛い所）が最も重要なわけではないことを覚えておこう。痛みの根源を探さなければならない。それは時として別のところにある。治療者の役割は、患者を診察し、問診しながらその場所を探し出すことである。

関節の痛みとナルシシズム（自己愛）

関節の痛みはすべて、私たちのナルシシズム（自己愛）を傷つけるのか。競技中に選手が負った関節の痛みは、むしろその選手の価値を高める傾向がある。闘いに行った勇者の痛みなのである！　それに対して慢性の関節痛は、年を取り動きに制限が出てきた表れであり、ナルシシズム（自己愛）を傷つける。力強く自信のある男というイメージはこうして損なわれる。姿勢のゆがみを治療せずにいると、必ず劣等感を抱くようになる。先ほどの勇敢な選手に話を戻すと、けがから立ち直れなかったり、時間がかかり過ぎると、「自分には立ち直る強さがない」と劣等感を募らせ、社会的な体面が傷つけられたように感じてしまう。

ある種の痛みは何を隠しているのだろうか。それは言葉に出さない部分であり、表に出ていない感情である。

元気な三〇代のスポーツマンのフィリップは、激しいぎっくり腰*に襲われた。運悪く結婚式の数日前のことであった。私は治療したが、このぎっくり腰がおそらく警告であることは言わずにいた。彼のことをほとんど知らなかったので、いっさいのコメントを差し控えたのだ。一〇年後、足首の捻挫で再び彼を診察することになった。当然のことながら、彼の近況を聞いた。「元気ですか。お子さんは?」。するとフィリップは答えた。「あぁ！　結婚生活はひどいものでした。結婚式直前のあのぎっくり腰は絶対に前兆だったんだ！　バカなことをしようとしているると気づくべきだった。結局のところ、あなたの治療がうま過ぎたんだ。あなたの治療を受けなければ、痛くて起き上がることもできず、結婚式に行けなかっただろうから！」。

すべての人に喜んでもらえるようにはできないものである……

症状を解釈する

片頭痛は頚椎の問題で悪化する場合が多いことは知られている。しかし、たとえば次のことはあまり知られていない。

・反復性感染症は、膝関節あるいは股関節に影響を及ぼす。

・外傷が原因でない斜頚*は、歯に問題がある可能性がある。
・視力が悪いと、頚椎や脊柱全般に影響を及ぼす可能性がある。

関節の痛みは、身体空間的、時間的に離れたところに原因がある可能性がある。重要なのは、その原因を探して見つけ出し治療することである。私たちの関節の働きを見ると、身体のシステムはすべて相互に作用しており、どれかが欠けても機能しないことがわかる。

手技治療

数多くの手技治療があり、それぞれに利点がある。オステオパス、*カイロプラクター、*脊椎治療者、*理学療法士*のそれぞれが担当する領域は正確にはどこなのか。これらすべての治療者の中で、信頼できる良い治療者をどのように見分ければよいのだろうか。

オステオパシー

オステオパシーは米国で誕生し、その後英国に伝わり、欧州に広まった。現在では、オステオパシーの神髄は米国よりも欧州にあるといえる。米国では、オステオパスは医師としての教育を受けており、手技治療よりも前に内科や外科的治療を行うためである。フランスやベルギー、ドイツは、オステオパシーの活力を担っている主な国であり、この手技は驚くべき発展を遂げている。しかし、今後もその魂を持ち続けることはできるのだろうか。未来だけがその答えを出せる。オステオパスはそのノウハウを身体全体に適用する。関節だけでなく、器官、神経、動脈、頭蓋にも働きかける。驚くかもしれないが、頭蓋もだ！　頭蓋にも関節があり、時としてそこに施術する必要がある。

カイロプラクティック

カイロプラクティックも米国で発祥し、数年前欧州に広まった。今日では以前ほど一般に知られていない。カイロプラクターは主に脊柱を施術し、施術の器用さは認められている。

脊椎療法

脊椎療法は、特に脊椎に特化し医師が行う。手技による治療と鎮痛剤や抗炎症剤*の処方を組み合わせて行う。

理学療法

理学療法は関節のリハビリと柔軟性を専門にした治療法で、かなり効果がある！　メジエール・メソッドのように頭の天辺から足先まで全身をストレッチするグローバルなテクニックを使う理学療法士もいる。症状の対処にとどまらない素晴らしいテクニックである。

リウマチ病学

リウマチ病学が担うのは、関節炎や関節症の重篤な疾患に対する解決法を見つけることである。これは簡単なことではない。この治療では、鎮痛剤、抗炎症剤、*コルチコイド*の浸潤などを用いる。リウマチ専門医は、膝関節の急性の痛みに対して粘性の液体を注入し、関節の動きをよくする。基礎研究のおかげで、関節を襲う炎症のプロセスが解明されてはいるが、その治療法は昔と変わりなく、副作用を伴う場合も多い。

効果のある他の治療法についても、（本書の趣旨ではないが）非常に簡単に述べておこう。鍼、太極拳、リラクセーション、キネシオロジー*など、あらゆる形態の手技治療はどれも効果がある。しかし、ここでもう一度繰り返すが、魔術師やグル（教祖）を装い、とんでもない約束をしたり、あまりにも頻繁に診察に来るように言ったり、自宅で飲む薬（特に薬用植物療法）を売りつけたりする治療者には注意すること。職業倫理上、治療者は商売人であってはならない。

治療者を見極めるためのいくつかのアドバイス

手技治療者とは、その名が示す通り、手を使って施術しなければならない。機器を使えば使うほど、その手で患者の痛みを感じ、リリースするのに不可欠な感覚を維持できなくなる。

・治療者は、診察時に身体全体を検査しなければならない。痛みのある場所だけを治療して良しとしてはならない。

・治療者は、治療回数を限定できなければならない。三〜四回治療を受けても患者が全く効果を感じない場合、その施術が患者に適している可能性は低い。

・治療者は、患者が自分の経過観察に依存するように仕向けてはならない。

・治療者は、その患者を担当した同業者や他の治療者を批判してはならない。自分は痛みの真理を知っていると鼻にかけ、常に良い結果を出せると断言できる治療者など、どこにいるのだろうか。

・治療者は、患者の抱える問題に沿ったアドバイスをしなければならない。たとえば、行うべき動きや避けるべき動き、食生活、特別な運動など。

・治療者は、初診で効果を約束してはならない。患者の関節の痛みを和らげるのはそんなに簡単なことではない！

・しかし、治療者は自分がすぐに患者の痛みを和らげることができる適切な人物であるかどうかを言わなければならない。

・そして特に手技治療は、いかなる場合も痛みを引き起こしてはならない。たいてい、凝りや軽度のけいれんといった反応があるが、三〜四日以上それが続いてはならない。

第二章　冷静であり続ける

限界を自覚する

若者ぶるにはそれなりの代価を払わなければならない。年寄りぶるのも同じである！　五〇歳になれば、二〇歳や三〇歳の頃の能力をあきらめることを知らなければならない。だからといって、「私の歳ではもう無理！」と頑なに拒み、こもりがちで制限のある生活でよしとすることもないのである。自分の関節にとってちょうどよい中庸を見つけるのは簡単なことではない。自分自身の限界を判断できるのは自分だけなのである。特にごまかしたり、思い違いをしないこと。六〇代の人が頑張ってセメントの袋をいくつも一人で運んだり、重い家具を動かしたり、ジムでダンベルをやり過ぎたり、性急に行動すればぎっくり腰*は起こる！　かつてスポーツをしていた人が、今でも若いところを見せようと挑戦すれば腱の痛み*は起こる。準備もせずにサッカーの試合に出るのは、ダンサーがウォーミングアップもせずに大きく開脚するようなものである！

仕事の責任を離れて、これまでにないほど活動的になる退職者の数に注目してほしい。彼らはずっと夢見てきた計画の実現に可能性が出てきたのである。しかし危険なこの時期に注意することと。自分の殻に閉じこもってはいけないが、逆に頑張り過ぎてもいけない。つまり、あまりにも野心的で完遂が難しい計画を練り上げてはならない。だからといって、「私の若い頃には……」「君たち、今どきの若者は……」「この年になると……」などと、言い続けて年寄りぶるのもお願いだからやめてほしい。

ある銀行の上級管理者であるシャルルは、「セルフコントロール」で仕事をしてきた。常にスーツにネクタイといったきちんとした服装をしていた。ある日、ぴったりしたジーンズに長髪、ギターケースを抱えてやって来た彼を見たときは衝撃だった！　なんと極端な変わりよう！　彼は私の驚く姿を楽しんでいた。「この通り、ロックをするのがずっと夢だった。家族は好きにさせてくれている。たまに変わり者を見るような目をするけどね。ちょっとおかしくなったんじゃないかと思っている人も周りにはいるけど。でもすごく楽しい！」この日、外側上顆炎*で私のところにやってきた彼は、「ギターを一生懸命練習しているんだ！」と笑いながら言っていた。

自分は何が怖いかを自覚する

恐れが原因で、自分自身や他人に害を及ぼす行動を取ることがある。恐怖心に飲み込まれてしまわないようにするには、ごく近しい人や必要なら治療者に助けてもらうことが重要である。

ベルナールは下り坂で二度自転車で転倒した。それ以来、下り坂にさしかかると、自転車だろうが自動車だろうが、とても怖がる（自転車で坂を下りるのは避けてきた）。車の運転時には極端に速度を落とすので、車の流れが悪くなり、後続のドライバーに文句を言われるほどだった。ベルナールのパニックぶりを見た友人の一人で繊細な心理学者が、自分を転倒した場所に連れて行くように言った。そこで、心理学者は、転倒したのはスピードの出し過ぎだったかもしれないが、特にその時期にいつも敷かれている砂利のせいだと説得した。そして一緒に数度その場所を通り、ベルナールは自転車や下り坂、スピードに対して少しずつ自信を取り戻していった。そして今では、以前よりも少しだけ道路の状態に気を配るだけになった。

自分の弱点を自覚する

自分の弱点を認めるのは常に難しく、多くの場合タブーと同義語である。しかし実際には、身体を守り、危険なく運動を続けるために受診を促す非常に有用な警報となる。

アントワーヌは足首に繰り返し問題が起こっていた。一度起こした重度の捻挫で靭帯が弱くなり、*運動する際は気を付けなければならなかった。会社の同僚から週末に軽くサッカーの試合をやらないかと誘われたときは、仲間意識と好意で同意した。試合の最初の頃は「ほどほどのプレイ」だったが、参加者たちは次第に熱くなり、ハードな試合となった。

パスを出したとき、突然アントワーヌの足首が「壊れた」！　試合出場はそこでストップ。足首は見る見るうちに腫れ上がり、青くなった（筋・靭帯断裂の証拠である）。「わかっていたんだ！　サッカー選手を気取るべきじゃなかった。でももうやってしまった！」。この一件以降、彼は自転車と水泳をするようになった。サッカーを楽しむ友人たちをうらやましげに眺めながら……

家系の弱点を認識する

片頭痛や消化障害のように家系、隔世遺伝、遺伝による関節の弱さは存在する。子宮内での胎児の位置やどのように母親のおなかの中にいたかは、下肢の関節の弱さに大きく関係する。「膝に問題がある」家系と「股関節に問題がある」家系がある。「膝に問題がある」家系は、スキー、テニス、ラグビー、サッカーなどのスポーツは避けた方がよい。「股関節に問題がある」家系は、固いグラウンドでするスポーツ（バスケットボール、テニスなど）や跳躍を必要とするスポーツ（陸上競技、スキージャンプなど）は避けた方がよい。

フランソワーズは六人家族である。再発性で日常生活にかなり支障がある右膝の問題で私のところにやって来た。本人の説明によると、父親と二人の兄弟は右膝を手術しているとのこと。「遺伝でしょうか」と尋ねる彼女を検査すると、O脚気味であることに気付いた。フランソワーズは言った。「兄弟や父もO脚だわ、でも母はどちらかというとX脚だわ」。

フランソワーズのケースは、まさしく小さな遺伝子の欠陥が家系の関節の弱さを引き起こす例である。この奇形のために、メカニカルな緊張が関節の同じ面に常にかかるのである。私のアドバイスで一家は自転車を始めた。それ以来、膝に問題は起こらなくなった。自転車に乗ることでいつも使う筋肉以外の筋肉が強化され、膝に異常な力がかかりにくくなったのである。

第三章　正しい食生活

間違った食生活が関節に影響を与える可能性があると考えるのはなかなか難しいことだ。しかし人体が正しく機能するには正しい食生活が必要である。人体は吸収し、排出する。人体はすべてを保持することはできないので、老廃物を排出しなければならない。こうした排出は特に尿、便、汗、呼吸、運動などによって行われる。もしある器官がうまく機能しなければ、正確に排出の使命を果たすことができない。そうなると私たちの身体は老廃物を「体外へ放出」する他の方法を見つけなければならなくなる。そこで血中、筋、そして当然ながら関節に老廃物を排出することになる。すると、次に起こることは論理的に理解できる。関節は動かなくなり、滑液の粘度が増し、関節包と靭帯*が硬くなる。単純化していうと、悪い食事の連鎖は必ず関節痛を引き起こすのである。

水分は水で取ること！

・頻繁に少しずつ水分を取りなさい。「雷雨は土を濡らさないが、霧雨は土を濡らす」という格言に従うこと。何が何でも一日二リットル飲むのはよくない。たとえば、冬はそれほど水分を取る必要がない。それに体重一〇〇キロの人と五〇キロの人は同じ水分を必要としないのである。

・ただしスポーツをする前と最中にあまり水を飲み過ぎるのはよくない。水で一杯になった胃が横隔膜を押し、動きのストロークが小さくなり、呼吸や組織への酸素供給の妨げになる。少しずつ飲むこと。身体を動かした後なら多めの水分を取ってもよい。

・のどが渇く前に飲むこと。特に身体を動かしている最中に水分を取ること。

・十分に水分を取らないと尿酸値と尿素窒素値が上がり、朝に関節痛を引き起こす恐れがある。この痛みは日中薄れてゆく。

・尿の色が濃いのは、運動中に十分水分を取らなかったためである。あるいは、肝臓・胆管系に過剰な負担がかかっているか、欠陥があるかである。

・飲む時間によってはコーヒーもよい。朝食時と昼食後がよい。午前中や午後にコーヒーを飲むと胃の塩酸分泌が促進され（二三二ページ参照）、胃けいれんや筋拘縮を起こす可能性がある。

・紅茶は強い抗酸化作用*がある。コーヒーほど胃を刺激しないので日中いつ飲んでもよい。

・ソーダ類や甘味飲料は人体の機能を鈍らせるので避けること。

・スポーツドリンクは糖または塩分が多過ぎる。身体を動かしている最中やその後はアーモンドやクルミ、ヘーゼルナッツを少しずつかじるようにしよう。

・カルシウムが豊富なミネラルウォーターは、骨粗鬆症*対策に優れている。またミネラルバランスにとってもよい。ミネラルウォーターと湧き水を交互に飲むとよい。

・座ったまま長時間過ごさないようにすること。微石症*を引き起こす可能性がある。胸椎と腰椎に放電を感じたら、結砂を少し排出している最中であることを示している場合がある。微石症は、鈍いが一日中不快に感じるには十分な腰痛*を引き起こす。

楽しんで食べなさい

人は自分の身体にとって良くないものを認識する力がある。

夜は重い食事を避けなさい

夜は活動量が少ないため、排出もゆっくりと行われる。夜の重い食事は睡眠を浅くし、寝ても回復しにくくなる。さらに食べ過ぎは、毒素である尿素と尿酸を排出する肝臓と腎臓に負担をかける。排出が悪いと尿素と尿酸は血液中に入り、筋と関節に達する。夕食は軽くし、肉よりも魚を選ぶとよい。

食物繊維の長い野菜をアルデンテ（堅めに調理）で食べなさい

特にアーティチョーク、フェンネル、エンダイブ、ポロネギ、カブ、ピーマンを食べること。アルデンテ（堅め）で調理すると、野菜に含まれるビタミンは壊れない。それに火を通し過ぎると、調理時に使った脂肪分（油など）が野菜に染み込む。ピーマンはアルデンテ（堅め）で調理すると、肝臓とすい臓の機能を活性化するが、火を通し過ぎると消化に悪いことがある。身体が酸性に傾くので、夜に生野菜を食べるのは避けよう。食べるなら食事の最初に食べること。

酸塩基（酸性・アルカリ性）平衡

私たちは夕食を軽くする重要性を十分に強調してこなかった。夜に食べ過ぎると、多く場合支障が出る。よく眠れなかったり、起床時に関節の痛みやこわばりが出たり、次の日の日中、ある時どっと疲れが出る。実際、胃は負担がかかり過ぎると、塩酸を分泌する（胃の役割）。そうすると、食べたものによっては、私たちの身体は夜の数時間、酸性側に傾き（酸血症）、関節、筋、結合組織（筋、靭帯*、器官を結び付ける）を痛める結果となる。

身体に溜まったさまざまな酸の大半は尿酸でできている。尿酸はリウマチを引き起こす可能性が高い。横になると、腎臓は効率的に機能する姿勢（起きている方がよい）でなくなり、うっ血する傾向がある。タンパク質は排出されず過剰になり、尿素と尿酸に変化する。

乳製品に注意！

サイロ貯蔵の牧草で育った雌牛は肝硬変になる。さらにセルフメディケーションとして酪農家が（獣医の助言なしに）群れに投与した抗生物質が乳の中に入ると、それを飲んだ人間の身体はアレルギー反応を起こしやすくなる。自分が飲む牛乳や食べるチーズに十分気を付けて、生産地や生産者を特定できる製品を選ぶこと。私の同業者の中には、乳製品を完全に排除することを推奨する人もいる。私の友人でグルノーブルのリウマチ専門医『リウマチ――もしあなたの食事が原因だとしたら？』の著者であるジャン＝ピエール・ポワンジニョンもその一人である。彼の主張は、牛乳が血液を酸性化し、この酸性化を抑えようと人体は、骨から重炭酸カルシウムを奪い取ってしまうため骨が脆くなるというのである。

私はそこまでは主張しない。ただ乳製品を夜、特に夕食の最後に食べるのは避けるようアドバイスをしている。乳製品は動物性タンパク質を含むため、腎臓による排出が難しく、起床時に関節の痛みとこわばりを引き起こす。このため、むしろ食事の最初、胃の酵素が乳製品を消化しやすいときに食べた方がよい。乳製品をいつも食べてきた人は強い耐性がある。酸を中和する酵素が作られているからである。牛乳アレルギーのある人は当然、食事から乳製品を除かなければならない。ほんの少しでも下痢や液体状の便になる。通常の関節の痛みが出る場合は、乳製品の摂取を週二回に抑えること。おいしいチーズを食べる楽しみを失ってしまわないためにも完全に排除する必要はない！　逆に、変形リウマチ性多発関節炎*などの重大な疾患の場合は、乳製品および乳を含む製品は取らない方がよい。これらの製品には、関節を刺激する作用を持つタンパク質が含まれているからである。

肉はほどほどに

肉は週二回食べるのが理想である。赤身肉は食べ過ぎると、深刻な腸管障害を引き起こす可能性がある。家禽（きん）肉は、食べたいだけ食べてよい。人体に有効な成分（たとえば、カルチニン）を含んでいるのに肉を一切禁止する根拠は何なのだろうか。関節の問題を肉のせいだといえるような信頼できる研究結果はない。「狂牛病」以降は、トレーサビリティーにより品質が保証されている。さらにフランスではホルモン剤使用が禁止されている。いつも買っている肉屋を信用する。肉屋は生産地を知っている。良い肉は値が張るが、食べる量を少なくしても品質の良いものを選んだ方がよい。

魚を食べなさい

ただし、その魚が釣られた海の汚染度にもよる。海が産業廃棄物の溜まり場（よくあるケースである）となっているような場所では、養殖、天然に関わらず大型魚（たとえば、マグロ類）は重金属を含んでいる。同様に養殖サーモンも避けること。オーガニックサーモンか天然サーモンはときどき食べてもよい（天然ものでもダイオキシン汚染が危惧される場所があるため）。
小型魚（イワシ、サバ、稚魚、ニシン、カタクチイワシなど）はそれほど重金属を集積していないので有毒物質の含有量は少ない。
まず守るべきルールは、産地を確認し（場所、漁法、鮮度など）、ラベルを読むこと！「赤ラベル」の付いた養殖魚は良質である。

海にとってよく、身体にとってもよい！

海産物の持続可能な消費および絶滅の危惧のない種の購入を目標に掲げたネットワークが発展している。この目標はワールドオーシャンネットワーク（WON）の後援を受けて、ジェノヴァ水族館（イタリア）、フィニステーレ水族館（スペイン）、国立海洋センター・ノージカ水族館（フランス）の三つの大きな水族館によって実現が試みられている。読者は、インターネットでMr Goodfishのサイトに関するさまざまな情報を得ることができる（www.mrgoodfish.com）。このサイトの目的は、一般市民と漁業従事者を啓蒙し、「海にとってよく、身体にとってもよい！」という姿勢を広めることである。このサイトでは、漁師代表、養殖業者代表、海洋資源専門家、商業・流通業者代表、ワールドオーシャンネットワーク（WON）の科学者による専門家委員会が勧める種のリストを季節に分けて公表している。

理想的な解決法——肉と魚を交互に食べる

シャロレー地方の畜産業者は、地中海沿岸の漁師より関節症*を患っている人が多いだろうか。観察してみても、決してそんなことはない。長い間、肉の評判は非常に悪かった。しかし今や良質な肉は適量食べると、人体にとって貴重な成分をもたらしてくれることは知られている。

チョコレートに注意！

チョコレート（特にその脂肪分）は肝臓に間接的に影響する。過剰摂取すると、肝臓は体内で発生した毒素を排出できなくなる。そうすると、毒素は筋と関節に蓄積されてしまう。

クリスティーヌはチョコレートに目がない。中毒といってもいいほどである。「カカオ七五％のいいチョコレートしか食べていないわ。健康に良いに決まっているわ！」と正当化しているが、下部胸椎の痛みに苦しんでいる。「まるで肋骨をベルトで締め付けられているみたいなんです」と説明する彼女の背中を触ると、確かに筋が非常に緊張していた。しかし、椎骨の可動性はかなり良かった。逆に腹部を触診してみると、左肋骨下に非常に痛いゾーンがあった。この場所はすい臓の位置であり、すい臓と後部肋間筋は、中枢神経の一部を共有している。このような場合、私はいつも患者に食習慣について質問する。クリスティーヌは気後れすることなく、チョコレートへの情熱を私に熱く語った。そこで私は、第一段階として食べるチョコレートの量を減らすこと、そして痛みが続くようなら完全にやめるようアドバイスした。「先生は私を殺す気ですか！」と叫ぶ彼女に私は、「私があなたを殺すことはたぶんないが、チョコレートがあなたを殺すのは確かだよ！」と答えた。クリスティーヌは私のアドバイスに従い、四カ月近くかかったが背痛はなくなった。

チョコレートは少量ならよいが、食べ過ぎると肝臓とすい臓を傷める。特に、チラミンとフェニルエチルアミンはセロトニンに働きかける。

また客観的にいって、ブラックチョコレートはポリフェノールを多く含み、その量は赤ワインより多い。ポリフェノールは、抗酸化物質*であり、間接的に関節を保護する。

多くの人が、チョコレート、アルコール、フォアグラ、クリーム、チーズ、ソースなど、最もおいしい食べ物が人体にとって最も有毒であるなんて世の中不公平だと考える。チョコレートに目がないなら、適切な量でやめることを学ばなければならない。チョコバーを週二回、一日二本までなら身体も耐えてくれるだろう。私としては、ミルクチョコレートやホワイトチョコレートよりクリームと牛乳が少ないブラックチョコレートを勧める。

関節の問題が繰り返し起こる場合は、以下のものを避けること。

・豚肉加工食品
・脂身

・貝類・甲殻類。身体の総酸度を上げる
・チョコレート
・白ワイン。関節を刺激するアレルゲンであるチラミンを多く含むため。またタンニン（強い抗酸化作用*のフラボノイド）が赤ワインほど入っていないため。

アルコールと私たちの関節

・**ビールと強いアルコール類**　これはフランスでもその他の国でも広範なテーマであり、非常にデリケートな問題である。関節に痛みがあれば、まずビール（ノンアルコールでも）をやめるべきである。ビールは糖質とアルコールの組み合わせだからである。ウィスキー、ジン、パスティスなどの強いアルコールも飲まないこと。これらのアルコールは関節、筋、腱に尿酸塩の微細結晶を蓄積しやすくする。

・**ワイン**については、程度の問題である。ブドウの皮と種にはポリフェノールが含まれている。これは優れた抗酸化物質*であり、ワインのアルコールに入っている。クレルモン＝フェランにある国立農学研究所の研究部長オーギュスタン・スカルベールによると、赤ワインには白ワインやロゼワインの一〇倍のポリフェノールが含まれているとのこと。そうなると何を勧めるべきか。ここでも私たちの良識に訴えなければならない。アルコールの影響は女性と男性とで違う。一般的に男性より身体の小さい女性の方がアルコールは早く作用する。それに年齢と飲酒期間の問題がある。飲酒開始年齢が早ければ早いほどアルコールの影響が出る。また自分の体重にも注意すること。痩せ型の人の方がアルコールは早く作用する。一日二杯以上ワインを飲むと人体に有害になる可能性がある。しかし厳格過ぎてもいけない。人生の楽しみやパーティーの夜の気晴らし、楽しい食事会など、時には少し成り行きに任せよう。

妊娠中の飲酒は禁止である。胎児の体重が少ないことと、胎盤のアルコール濃度が胎児を危険にさらすためである。たとえば、たまに何か特別な機会にシャンパンを1杯飲むくらいなら許容範囲である。

関節の問題ごとに適応した食事療法はあるか

答えはシンプルである。ノーだ。あらゆる種類の食事療法や予防のためのアドバイスがあり、それぞれが一理ある。良識を示すことが重要である。人はそれぞれ違い、生理的バランスに気を配る人は、自分の身体の声を聴くことから始める。

何千人という患者を問診して私は、関節にとって何がよいかを読み解き、見極めることができるようになった。こうして私は観察に基づいて、関節にとって避けるべきことと、推奨すべきことを区別する主要な考え方を明示することができる。それを基に患者は、自分自身でテストして自分に合うものを採用することが重要である。

選別しなさい！

痛みの強さに応じて、以下の食品の量を減らしたり、完全にやめたりしなければならない。

・乳製品（牛乳、チーズ、ヨーグルト、牛乳を使ったデザート）。特に夜食べること。

・塩分。水分を貯めるため、滑膜に炎症*を起こしやすい。

・アルコール飲料。まずはビールと強いアルコール類をやめる。

・ソーダ類とフルーツジュース。糖分を多量に含んでいるため。糖分は身体の総酸度を上げる。人工甘味料入り飲料については、その影響がすべてわかっていないので避けた方がよい。

・ワインビネガー。材料に上質のワインからほど遠いものを使っているので、むしろより酸度の低いオーガニックシードルビネガーを選んだ方がよい。

・赤身肉（週二回で十分）、貝類・甲殻類（特別な機会にとっておく）、プリン体が非常に多い内臓類。尿酸はプリン体が分解して最終的にできる物質であり、人体が排出しなければならない老廃物のひとつである。尿酸が過剰になり、腎臓がこれを排出できなければ、尿酸の血中濃度が上がる。この過剰分が何年もかけて尿酸塩結晶（尿酸ナトリウム結晶）として組織に沈着し、特に関節内に沈殿物を形成する。

健康に良い食事

健康に良い食品を列挙する前に、抗酸化物質とフリーラジカルについて明確にしておこう。

抗酸化物質とは何か

酸化すると鉄は錆びて脆くなり破断することは知られている。酸化はいくつかの分子が酸素と結合して起こる。抗酸化物質は、その定義から酸化のプロセスを遅らせる物質である。いくつかの食品、サプリメント、ビタミンA、C、Eを主成分にした薬の中に存在する。抗酸化物質は、反応性がきわめて大きい分子団であり細胞を攻撃するフリーラジカルを阻止する。ごく簡単に言うと、少し単純化し過ぎかもしれないが、細胞が鉄のように錆びるのを防ぐというイメージである。

フリーラジカル

フリーラジカルとは、細胞を酸化させる分子であり、動脈硬化の原因である悪玉コレステロール（LDL）に作用する。フリーラジカルは、動脈壁にコレステロールのプラークを形成するLDLの酸化を促進する。このプラークが動脈の血流を妨げる。プラークは、外傷後の組織回復プロセスを妨げるなどして、器官（特に心臓）や関節に損傷を与える。

抗酸化作用の高い食品

・ニンニク　ニンニクには抗菌、抗微生物、抗酸化、降圧など多くの効能がある。ニンニクの有効成分である硫黄化合物は、関節痛を和らげる。口臭がきつくなるという難点と悪評を抑えるためには、おばあちゃんの知恵を使うと良い。コーヒー豆を二粒かじると口臭の問題はなくなる。調理するときは、加熱の最後に加えること。

・タマネギ　タマネギには抗酸化作用があるが、特に抗炎症作用があり、関節の痛みを軽減することができる。ニンニク同様、有効成分である硫黄化合物を含む。タマネギには血流を良くする効果もある。生で食べても加熱して食べてもよい。消化しにくいようであれば、アルデンテ（硬め）に加熱すること。

・食用油　一番良いのは良質なオリーブオイル、つまり、低温圧搾《コールドプレス》一番搾りのエキストラバージンオイルである（高温圧搾では油の構造を変えてしまう傾向がある。種子を熱すると確かに油の抽出量は多くなるが、人体が吸収できなくなる）。菜種油やヒマワリ油とオリーブオイルを混ぜるのもよい。いつもの油にスプーン一、二杯のクルミ油を混ぜると、サラダドレッシングがもっとおいしくなる。

オメガ3脂肪酸とオメガ6脂肪酸——バランスを取りなさい！

食事におけるオメガ6脂肪酸とオメガ3脂肪酸の理想的な比率は、およそ五対一である。しかし欧米の食生活では一〇対一から三〇対一である。こういった高い比率になる原因は、主に集約的畜産が飼料としてオメガ3脂肪酸源である牧草やクローバー、ウマゴヤシといった植物よりも、オメガ6脂肪酸が多いトウモロコシやヒマワリの種の搾りかすを使用しているためである。私たちの生理、生化学、遺伝子は、オメガ3脂肪酸に対するオメガ6脂肪酸が低い比率に合うようにできている。

オメガ6脂肪酸の比率が高いのは、

・肉
・卵
・ヒマワリ油、大豆油、コーン油、ピーナッツ油、ルリジサ油（ボラージオイル）

オメガ3脂肪酸の比率が高いのは、

・海藻類
・脂の多い魚
・タコ、イカ、甲殻類、貝類

・亜麻仁油、菜種油、クルミ油。小麦胚芽油、アマナズナ油、ベニバナ油もよい。

・**アボカド**　アボカドには抗酸化作用がある。タンパク質を豊富に含むため、肉を食べない人に勧める。一価不飽和脂肪酸（身体に良い）、マグネシウム、カリウムも豊富である。

・**ブロッコリー**　抗酸化物質を含み、ビタミンCが豊富である。本当にお勧めの野菜である。さらに前立腺に良い。

・**ニンジン**　抗酸化作用があり、マグネシウムとカリウムを含むニンジンは、腸に良い野菜である。ニンジンは食物通過の良い食品であり、そのため腰痛を防ぐ。腸を支配する神経の起点は胸椎と腰椎からでている。このため結腸疾患があると腰筋が拘縮し、その結果腰痛*を引き起こす。ニンジンは生の方が吸収が良い。理由はわからないが、サラダに入れるときは、細くスライスするよりも輪切りの方が消化しやすい。

・**キャベツ**　オレンジよりもビタミンCが多い。腸と神経系によい。サラダで食べるのがおいしい。もし加熱するなら、消化中にガスが貯留する（鼓腸）のを避けるため、加熱中に水を変えること。

・**カボチャ**　カボチャはスープにするのが理想である。種子は良性前立腺肥大*に効果があるといわれている。また良性前立腺肥大が引き起こす腰痛*と坐骨神経痛にも効果があるといわれている（有機食品の店で見つけることができる）。多くの場合、脊柱の左側と左足が痛む。

・**レンズ豆**　レンズ豆には優れた抗酸化作用があり、鉄と銅も含まれている。銅はリウマチ*に良い影響を及ぼす。

・**トウモロコシ**　トウモロコシはグルテンを含まないので、グルテンアレルギーの人にはお勧めである。食べ方はさまざまで、トウモロコシ粉（コーンミール）にしてもよいし、茹でてもよい。

・**カブ**　カブは尿路と腸にとてもよい。

・**ジャガイモ**　ビタミンC、マグネシウム、鉄分を含んでいるので摂取すべき食品である。できれば生産者から直接買い、定期的に品種を変えること。いろいろな品種を発見できる。ラット種を食べたことがあるだろうか。絶品である！

・**トマト**　抗酸化作用とカロテンの王様であるトマトは、特に血液循環と前立腺に作用する。少量のオリーブオイルと一緒に食べるとビタミンAの効果が高まる。

・アーティチョーク、パイナップル、クロスグリ（カシス）、セロリ、ホウレンソウ、フェンネル、イチゴ、ラズベリー、キウイ、マーシュ（ノヂシャ）、ブラックベリー（桑の実）、タンポポ、パセリ、ポロネギ、赤ピーマン、ラディッシュ、シードルビネガーも関節にとって有効である。なぜならこれらの食品は腎臓・肝臓を刺激するからである。つまり腎臓と肝臓の正常な機能を促し、酸塩基（酸性・アルカリ性）平衡を保っているのである（二三二ページのコラム「酸塩基（酸性・アルカリ性）平衡」参照）。

・**魚**　メディアによるキャンペーンが魚を食べるよう勧めている。実際、前述した通り、魚は私たちの身体に良い。しかし問題はどういう魚を食べるかである。私たちの海や大洋にはますます重金属が蓄積し、魚の身にそれが濃縮されている。小型魚は大型魚ほど毒素を吸収していない。最も良いのは、きれいな水で良い餌、特に抗生物質を使わずに育てられた養殖魚を選ぶこと。多くの場合、レストランは養殖魚であることは表示するが、養殖条件まで明示すべきだと思う。

・**白身肉**　家禽肉については量を気にせず食べることができる。定期的に魚と交互に食べるとよい。

・**レモン**　レモンには抗酸化作用とビタミンCが含まれている。肝臓と胆嚢に非常によい。しかし、一〇〇%レモンジュースを大きなコップで飲まないよう気を付けること。胸やけを起こす可能性がある。コップ半分にぬるめの湯を注ぎ、レモン汁数滴たらすだけで十分である。

・**グレープフルーツ**　抗酸化作用があり、血液循環を促す働きもある。血液循環が良い状態は関節系に必要不可欠である。グレープフルーツは、肝臓、胆嚢、腸を刺激するので朝食時に食べる方がよい。

・**オレンジ**　グレープフルーツ同様、朝食前に食べるとよい。

・**ショウガ**　抗酸化作用と抗炎症作用があり、関節痛に効果がある。しかし食べ過ぎると、消化器系に刺すような痛みを起こす。サラダドレシングの中にすりおろしを少し入れるのが理想である。そうすればずいぶん消化の助けになるだろう。

・**ザクロ**　ザクロジュース（ザクロシロップではない）は科学的に見て前立腺に有効である（海

綿体の血行が良くなり勃起組織の線維症を防ぐ）。さらに一般的にいって、抗炎症作用と抗酸化作用により免疫システムにも効果もある。

・**マンゴー**　消化系、肝臓、胆嚢にとって最良の果物である。ビタミンA、カロテン、抗酸化物質を含む。

・**ブルーベリー**　ブルーベリーに含まれるビタミンAが目に良いという評判に加えて（英国空軍のパイロットは夜間飛行の前にブルーベリー・ジャムをスプーン一杯食べていたといわれている）肝臓・胆嚢系に作用し、頚部痛と背痛*に有効な薬となる。

・**リンゴ**　軟骨と骨を強くする鉄と硫黄を含み私たちの身体に良い。しかし残念なことに、多くの場合リンゴは殺虫剤や農薬を多く含む。また、あまり日光に当たっていないものもある。市場か生産者から直接買うこと。つるつるした傷ひとつないリンゴには気を付ける。自然栽培の証しである茶色い斑点がいくつかあるものがよい。

・**ブドウ**　皮に含まれるフラボノイドが豊富なため、赤い品種のブドウを好んで選ぶこと。残念ながらブドウは最も化学処理が施されている果物である。ブドウには多く効果があるのに本当に残念なことである。肝臓、腸、腎臓そしてリウマチに非常に良い。有機栽培のものを選ぶこと。

・**豆乳**　マグネシウム、カリウム、鉄、タンパク質を含むため、牛乳の代わりに豆乳を飲むことを勧める。

・**アーモンドミルク**　優れた抗酸化作用があり、鉄とマグネシウムを含む。牛乳の代わりにアーモンドミルクを飲むことを勧める。

・**紅茶**　抗酸化作用のある紅茶は、循環系・腎臓にも非常に良い。しかし腎臓結石には良くない。バニラ、イチゴ、キャラメルなどの風味をつけた紅茶は避けること。多くの場合品質の悪い紅茶に風味をつけて味を良くしようとしているためである。紅茶にはさまざまな種類があり、それぞれ身体にとって良い効果がある。高い抗酸化作用を持つことで知られている緑茶を特に勧める。お茶の良い点は、通常ホットで飲むことである（温めると人体が栄養素を吸収しやすくなる）。

・**コーヒー**　優れた抗酸化作用を持つ。お茶よりも優れている。飲み過ぎないように（二三〇ページ参照）。

ビタミンについて

・**ビタミンA**　目、髪、爪、皮膚、歯、骨に良い。免疫システムを刺激し、関節の骨と軟骨に効果的に作用する。

・**ビタミンC**　強力な抗酸化物質であり、軟骨組織と骨組織を強化する。ビタミンCは鉄分の吸収を促進する。主に柑橘類、キャベツ、カシス、キウイ、パセリに多く含まれている。

・**ビタミンD**　骨量を維持し、骨粗鬆症*対策に役立つ。イワシ、マグロやタラ肝油（昔ほどいやな味はしなくなった。昔、タラ肝油を食した人は今でも思い出す！）に含まれている。今はゼラチン質のカプセルで売られている。

痛みと食べ物の関係

片頭痛

ある食品や飲み物が原因で片頭痛や頭痛を起こす人たちがいる。他の人には起こらない。人体はそれぞれ違った感受性がある。しかし、特にリスクの高い食品がある。多くの場合、それはチラミンの含有量が多い食品である。いくつかのソフトタイプチーズ、豚肉加工食品、白ワイン、赤ワインがその例である。また、亜硫酸塩（防腐剤）を含む食品や飲み物、黒く変色している果物・生野菜（酸化している）、マスタード、酢、いくつかのビールも痛みを誘発する。

腎臓結石

尿酸結石の場合は、貝類・甲殻類と卵の摂取を制限して柑橘類（オレンジ、グレープフルーツ、マンダリン、レモン）をたくさん食べること。そうすることで身体はアルカリ性になり、最適なバランスを取り戻し、潜在性酸血症を防ぐための数多くの相殺作用の仕組みを活性化する。酸塩基（人体の酸性・アルカリ性）平衡の維持には腎臓、肺、骨、筋など、さまざまな器官が関与する（二三二ページのコラム「酸塩基（酸性・アルカリ性）平衡」参照）。乳製品、チョコレート、揚げ物、内臓、豚肉加工品、ジビエ、燻製は食べないようにする。アルコール（特にビール）と塩分を避ける。重炭酸塩を多く含む水（ヴィシーVichyなど）を飲む。シュウ酸カルシウム結石*の場合はホウレンソウ、スイバ（スカンポ）、テンサイ、アスパラガスに気を付けること。

栄養薬効食品

理論上は薬の役割をするといわれる食品のことである。この種の断言について客観的でいることは難しく、私自身客観的でいられるか自信がない。性別、年齢、遺伝子、外傷、ストレスレベル、手術経験、環境、職業、生活条件、生活の場、運動量など個人を構成し構築するすべてのパラメータ（要素）を考慮に入れることはできない。ある人にとって良いものが必ずしも他の人にとって良いとは限らない。それでも飽和脂肪酸（脂肪酸のすべての炭素原子が水素分子で飽和しているため、このように呼ばれている。飽和脂肪酸は乳製品、バター、いくつかの肉など、動物性脂肪やパーム油など植物性脂肪に含まれる）とコレステロールはすべての人にとって有害であると断言できる。反対に食物繊維、抗酸化物質、ビタミンC、カロテンはすべて身体に良い。

微量元素

微量元素は体内に極めて少量しか存在しないが、人体そして関節の機能に必要不可欠な化学元素である。フッ素、ヨウ素、クロム、鉄、コバルト、銅、セレン、亜鉛があり、抗酸化物質の保護作用を強化する。セレンはマグロ、タラ、ニシン、牛肉、子羊の肉に含まれる。前立腺に良いとして積極的に勧められる亜鉛は、子牛のレバー、アーモンド、ヒマワリの種、牛肉、大豆に含まれる。ホメオパシストは、春分・秋分にOrigosol（LABCATAL社の薬）の「銅・金・銀」を、夏至・冬至に「コバルト・マンガン」を取るようアドバイスすることが多い。実際、春と秋に関節痛は再発するようである。

体重を落とす

体重過多が原因で関節は痛む。七〇キログラムの人が三五キログラムの袋を抱え続けると決めたと想像してほしい。ある時間を過ぎると、膝、股関節、脊柱が痛くなるだろう。これが体重過多で起こることである。

肥満は本人にコストがかさむというのは、罪悪感を抱かせようという魂胆があるわけではない。肥満は社会にとっても高くつくのである。糖尿病、心臓・循環障害、股関節の手術は肥満の人に多い。体重過多は、ほぼアメリカ人の二人に一人を蝕んでいる。そのためレストランのトイレには糖尿病患者の注射器・注射針を入れる小さな容器が置いてあるのだ！　アメリカでは、畜産業者が家畜にホルモン剤を与えて成長を促すことが認められている。これはヨーロッパでは禁止されている。肉に含まれるホルモン剤は消費者の血液中に入り、体重過多の要因になり得る。つまりホルモン剤は、脳下垂体の機能を変え、水分と脂肪の保持を促進する。ヨーロッパでは、子どもの体重が増加しており、これに伴い関節の問題と糖尿病が増えている。皆さんは一キロ体重オーバーをすると、血管網が六五〇キロメートル増えることをご存じだろうか。事実、太ると脂肪組織も必然的に栄養が供給されなければならない。それで動脈網が広がる。そうなると心臓はさらに働かなくてはならなくなる。そして高血圧注意になる！

急激な減量には気を付けること

あまりに急激な減量は、急激にタンパク質を破壊し（急激な蛋白分解）、尿酸値を上げる。そして尿酸がいかに関節、腱、筋に悪いかはよく知られている通りである。

解決法はあるのか

食べ方を変える、栄養バランスを守ることを子どもたちに教育するといった良識に訴える解決法がある。しかしコマーシャルやファストフードによって喚起され刺激される強迫的で依存症的な行動をどのように避ければよいのだろうか。

良いものの味を教える

できるだけ小さいときから子どもの味覚を教育しなければならない。そして自然食品と工業製品の違いを説明すること。最大限いろいろな味を発見させること。そうすれば、バラエティー豊かなバランスの取れた食事を自分たちで準備できるようになる。

小学校の先生は、「よく食べること、健康に食べること」を学ぶ上で重要な役割を果たしている。子どもたちは先生の言うことに注意深く耳を傾け、覚えているものである。学校給食の献立では有機の食材を使う。校内で飲料やチョコレートバーを販売する業者は、まずはエネルギーを供給する天然ドライフルーツバーの販売に力を入れ、その後チョコレートバーの販売を一切やめるべきだと思う。

シンプルで基本的なアドバイス

・決まった時間に食べる
・間食をしない
・激しい空腹の際は、アーモンド、クルミ、ヘーゼルナッツ、ピスタチオをゆっくりよく噛んで食べる。矛盾しているようだが、これらドライフルーツは脂質を含んでいるが、コレステロール値（特にＬＤＬ悪玉コレステロール）と中性脂肪を下げる。もちろん塩味のドライフルーツは食べてはいけない。

・チョコレートバーを避けること。「エネルギーたっぷり！」と宣伝しているが、行政当局は甘いものがをテレビで宣伝されるときに一緒に流すフレーズにもっと注意すべきである。「甘いものを食べ過ぎないようにしましょう」「一日に五種類の果物・野菜を食べましょう」といったフレーズは読みにくいか聞き取りにくいかのどちらかで全く効果がない。
・夕食においしい野菜スープを取る。胃を満たし、身体にあまり良くない食べ物でお腹を一杯にしようとするのを避けられる。子どもは、少しずつ指導すれば言うことを聞く。食育は家庭教育（しつけ）の中に入れるべきである。祖父母の家ではスープを飲むのに家に戻ったら飲まなくなる子どもは多い。
・メニューに変化を持たせて食事のバランスを取る。働く母親の多くは（父親はあまりしない）、週末の時間を使って料理やスープを作り、平日食べるために冷凍する。
・砂糖や塩を足すのをやめる。子どもにもさせない。すぐに習慣になり生涯刷り込まれてしまうからである。
・ミネラルウォーターか源泉水を常温で飲む。胃は冷たいものを吸収しにくく、消化が止まってしまう。ソーダ類はパーティーのときか日曜日だけにすること。

魚は約二時間胃にとどまるのに対して、肉や脂肪食品は五時間以上、時にはもっと長い時間胃にとどまる。過剰に摂取した場合に起こり得る人体への悪影響について強調するため、私は胃酸過多を引き起こす複雑なプロセスを意識的に極端に単純化している。私たちの両親と祖父母は、いくつかの格言を教育の基本として繰り返し、一般大衆の良識を長い間引き継いできた。「朝食は王のごとく、昼食は王子のごとく、夕食は物乞いのごとく食べなさい」と繰り返し聞きながら食べなかっただろうか。私たちの腎臓と肺は主に身体の酸度を調整する役割があり、水を頻繁に少しずつ飲んで正しく呼吸することが必要不可欠である。皆さんは、呼吸するだけで体内の脂肪の約一五%を落とすことができるのである。

第四章　健康管理に気を付ける

身体を動かしなさい、運動しなさい

身体を動かすことは、心身共に健康でいるために必要不可欠である。心理・感情の問題が反映して痛みが起こる場合、それを改善する最良の方法は、敏感過ぎる心に溜まった感情を解き放つ運動をすることである。スポーツは、その強度や上達について自分の年齢や痛さ（がある場合）、適性を考慮しなければならない。若者は速く歩けるし、走ることもできる。それに対して五〇代で体重過多の人は、ゆっくりと歩いた方がよい。

痛みが激しい場合は、少しずつ頻繁に歩けば関節は疲れない。運動するとエンドルフィン値が上昇する。エンドルフィンは内因性モルヒネのひとつで、長期的な鎮痛効果がある。痛みの中枢に作用し、さらには心身の快適さに作用する。そのため心穏やかでいるには「ウォーキング」、シャワー、休息を適切に行うのが最善の方法である！

内気な人は、膝を曲げ、肩と足が内側に入った立ち方をする傾向があるが、適度に筋肉をつけることで自信をつけることができる。ジムでは、内気な人が筋肉をつけて背中を伸ばし、頭を真っすぐにして肩を開き姿勢がよくなるにつれて自信をつけ、感情表現をするようになっていく姿を見かける。ジムへ行こう。ジムでは責任者は、一般的に会員に対して姿勢についてのアドバイスをしてくれる。

身体をしっかり動かすためにできること

膝関節、股関節、足に痛みがある人は、**自転車**なら負荷をかけずにできる。**水中運動**は、すべての関節にとってお勧めである。身体に重力がほとんどかからずにできるのが利点である。水温約三〇度で行うこと（冷たいと筋がけいれんするため）。**ハンマーム**や**サウナ**は、器官や筋に蓄積した毒素を除去するのに非常によい。またリウマチや慢性の脊椎の痛みにもとてもよい。ハンマームは、水分を失わないという利点がある。汗で失われた水分は、蒸気を吸うことで補われるためである。

ブノワは断続的な背中の痛みに苦しんでいた。特別な原因は見当たらない。しかし姿勢の悪さは一目瞭然だった。背中は丸く、肩と足は内向きで、腕は曲がっていた。内気な人のすべての特徴が揃っていた。そこで私は、もちろんスポーツを始めるようアドバイスした。移動手段がなくジムのそばに住んでいたので、そこに行くべきだと思ったからだ。しかし彼は正直に言った。「私がジムに？　入る勇気がないです。あんな場所に行く屈強な男たちを見るだけで固まってしまいます！」。

三度私のところにやって来た彼は、ようやくジムに行ってみることに納得してくれた。「よく考えてみました。私にとってよいのなら、行ってみようと思います。朝早く行けば、あまり人に会わなくて済むし……」とブノワは言った。こうして彼は二年間私のところに来なくなった。二年後やって来た彼は全くの別人だった。姿勢がよくリラックスして私を真っすぐに見た。なぜ来たのか尋ねた私に、「ダンベルをやって肘を痛めてしまいました。ちょっと見ていただきたいのですが」と答えた。彼の肘を見た。決まり悪い思いをさせないように、彼自身の生活や態度の変化については何も聞かなかった。待合室で待っている若い女性がすでに物語っていたからだ！

ただし、ボディービルや筋肉増強剤の摂取という罠にはまらないように。筋肉増強剤は腎臓を悪くする可能性がある。

さらに平日はスポーツクラブでたくさん汗を流すが、週末や休暇中は全く運動しないという人がいるが、これは間違いだ。週末や休暇中こそ屋外でスポーツをするよい機会である。

「内面」を魔法の杖のひと振りで変えることはできないが、運動することで「外見」を効率よく時間をかけずに変えることはできる。そしてそれが間違いなく内面への顕著なフィードバックになるだろう。

出っ張った腹には注意

食生活が悪くて出っ張ってしまった腹は、見た目が悪いだけでなく、腹筋群が緩んで脊柱にダメージを与える。腹筋運動をするのが嫌なら、ウォーキングをすること。最初はゆっくりと、少しずつ速く歩くようにする。腹筋に最適のエクササイズである。ウォーキング中、腹筋を触ってみるといい。一歩歩くごとに腹筋が収縮するのがわかるだろう。知っていてほしいのは、痩せていても腹が出ている場合は、糖尿病や胃食道逆流症のリスクがより大きいということである。胃食道逆流症は、胃酸がのどまでが上がってくる状態である（一般には、「胸やけ」と言われている）。

よく寝なさい！

よく寝ることが良いことは周知のことだが、睡眠はまた椎間板にとっても良い。ノンレム睡眠とレム睡眠とが交互に現れることで、椎間板は水分を吸収し「与圧」という椎間板の機能が促進される。こうした膨張性のおかげで負荷が緩和され、その結果、荷重がバランスよく股関節に分散される。また脊柱は調和のとれた動きができる。繰り返すが、睡眠は背中にとって非常に良いが、自分の電磁場が金属部品のせいで乱れないように用心しなければならない。

睡眠の修復力を高めるためには、

・スプリング式ボトムやスプリングマットレスのベッドは使わない。
・寝室では、テレビ、ラジオ、携帯電話の電源を切る。
・ラジオ付き目覚ましを遠ざける。たいてい耳（外耳道）と脳に近過ぎる。

視力検査をしなさい

定期的に眼科に通う。関節の問題は視力障害から来る可能性がある。目が悪いと頚椎痛を起こすことがある。脊柱は視線が水平になるように適応する。そのため靭帯の緊張や筋拘縮が起こり、首の痛みが起こり、ひいては脊柱全体に痛みが広がる場合がある。視力に問題がある場合は、どんなに優秀な治療者でもどうすることもできないだろう。できるとしても一時的にとりあえず痛みを軽減するだけだろう。眼科医が脊柱の痛みを軽減できるのだ。驚くべきことではないか！

七〇歳のアンリエットは繰り返し背中（腰）に問題を起こしていた。痛みが出ては消えるを繰り返していた。重大な外傷は受けていない。ただ訳もなく足首を捻挫することが多かった。「視力に問題はありませんか」と治療者が尋ねると、「ええ、たまに目の前がぼんやりするような気がします」とアンリエットは答えた。「わかりました。足首を治療しますが、眼科に予約を入れてください」と治療者は言った。目が見えにくければ、足元もおぼつかない。事実、アンリエットは初期の白内障（水晶体の混濁）だった。手術は成功し、足取りが確かになり、そして足首への危険は減った。

正しく呼吸しなさい

関節痛を予防する、あるいは起こってしまった関節痛を治療する。これは、身体全体を治療することである。このため正しく呼吸することは正しく食べること、水分を取ることと同様に重要である。実際、呼吸が身体の酸性度と脂肪の蓄積に影響を及ぼすことは確認されている。これは本当の話だ。正しく呼吸する習慣を身につけよう。そうすれば、脂肪がとれやすくなる。持久力をつける運動をして換気亢進の練習をすること（早歩き、自転車、クロスカントリースキーなど）。そうすれば器官（肺、肝臓、すい臓、腎臓）は、細胞に酸素を行き渡らせ、細胞が毒素を排出するよう働き出す。

一日のうち数分間、自分の呼吸に意識を集中させる時間を持とう。仰向けに寝て、腕は身体から離し、腹部に小さな本を置く。息を吸うと本は持ち上がり、息をはくと本は下がらなければならない。横隔膜（肋骨と脊柱に付着する筋で呼吸を調整する）は、真っすぐな姿勢でないと正しく働かない。座り方が悪かったり、背中が曲がっていると正しい振幅で呼吸ができない。

避けるべきこと

退職後のしまりのない生活

退職は第二の人生である。非常に精力的に仕事をした人は、リズムを崩さないようにしなければならない。毎日のスケジュールを組んで、運動を続けること。活動しないでいると痛みを目覚めさせることが多い。動けば痛みも起きないだろう！　スポーツするのは気が進まない人は、早足で歩くと身体にとって非常によい。

一発でかかるエンジン

高齢、負荷の大き過ぎる運動あるいは適切でない食生活は関節に影響を及ぼす。関節は朝、起床時にこわばっている傾向にある。このような場合には、エンジンをかけるなり動いてはいけない。ディーゼル車でやるようにまずはアイドリング（暖機運転）をする！　ベッドから出るには、ゆっくりと起き上がり、ベッドの外側に身体を向け、床に足を置いて数秒待つ。次にゆっくりと立ち上がる。こうすれば血圧の急激な変化を避け、筋がゆっくりと活動を始めることができる。

孤独と引きこもり生活

動物を飼うのは孤独とひきこもり生活にとって最高の良薬である。猫は一人暮らしの高齢者にとってあまり負担なく飼えるペットである。犬は出不精な人を強制的に動かす素晴らしいペットである。関節痛を患っている人は、散歩のときに飼い主を速く乱暴に引っ張る力の強過ぎる犬は避けること。肩をひどく傷めてしまう可能性がある。力があり過ぎたり、少しやんちゃな犬のせいで肩に微細裂傷を起こして私の所に来る患者を、私は勘定できないくらい診ている。

パソコンや携帯電話を使うときの悪い姿勢

パソコンを集中して使っている多くの人が頚椎痛でやって来る。筋は非常に緊張し、一方の側が収縮している。常に同じ側に顔を向けて仕事をしているからである。解決策は人間工学だ。スクリーンの正面に座り、書類をいつも同じ側に置かないように習慣づける。キャスター付きで高さを調整できる椅子を使えば、スクリーンと書類に対して身体の位置を調整することができる。視線は常に水平でなければならない。街中で気づいたと思うが、携帯電話は人の姿勢を変えてしまう。携帯電話で話している人は多くの場合（イヤホンがない場合）、頭を傾けて電話機を当て、聞く姿勢を取っている。この無理な姿勢は首に非常に悪い。さらには、電磁波が外耳道を通して直接脳に伝わる。

レントゲンの撮り過ぎ

レントゲン、MRI、CTなど現代の画像診断は、骨折や腫瘍の診断に必要不可欠であるが、機能障害は明らかにできない。標準的なレントゲンでは動脈、静脈、筋、靭帯*、神経、椎間板などは映らない。ところが、常にこれらの組織が問題を起こしているのである。MRI、より正確にはNMR（核磁気共鳴）のメリットは、人体に害がない点である。つまりレントゲン撮影の場合のように電離放射線を使用しない。三歳でレントゲンを受けると、X線の痕跡が生涯体内に残ることを皆さんはご存じだろうか。骨もX線を記憶する。X線照射の繰り返しは人体によくない。むやみにレントゲンを受けないようにしなければならない。慢性疾患や病因に疑いがあるときに限定しなければならない。若い女性の場合は、卵巣を保護するカバーを置くように放射線科医に頼むことを忘れないようにする（精巣は卵巣より保護されている）。不妊症の原因をX線のせいだけにはできないが、予防の原則を優先させなければならない。

第五章　正しい姿勢を保つ

正しい身のこなしについて

背筋が真っすぐに伸び、柔らかく、バランスのとれた身体が流れるように空間を占める。関節が健康な証拠である。私たちは最も重要なことを忘れがちだ。それは姿勢である。背筋を真っすぐ伸ばす。頭は軸上にあり、視線は水平で、腹はへこんでいるというのが基本である。正しい身のこなしは訓練で得られる。この訓練には少しやる気が必要だが、身体にも行動にもプラスに働く。

心にも身体にも良い姿勢を見つけることが重要である。肩を後ろに引き、頭に本を一冊乗せて真っすぐ前を見ながら、想像上の、あるいは実際に引いたライン上を歩くことができれば、美しい姿勢を保ち、上品な動きができ、物事に立ち向かい、自分の空間を占めることができるようになる。

姿勢が良いと、元気で感じの良い人というイメージを発信できる。そしてその外見を維持できるだけでなく、好循環を生み出す。自分の最もよい状態を「見せる」ことができることに満足を感じ、少しずつ自分に自信が出て社会的にも輝くようになる。

身体は、内面の複雑さ、性格、人生に対する態度を雄弁に物語る。身体の問題は心の問題でもある。すべてが密接に絡み合い相互に作用している。精神が骨組み（身体）を弱らせることもあるし、その逆もあり得る。問題は他に波及する。痛みは反響し合う。体調が良いと精神のバランスも良くなる。のびのびと空間を占めている人は、見てわかる。身体全体が魅力的に見え、姿勢がよい。その人を見ると、最高の自分を出しているように見える。調和して機能している心地よさを手にしているのである。

反対に、体調がすぐれないと守りの姿勢、内向の姿勢になる。身体全体または一部が丸くなる。人は自分の身体の弱い部分を守るとき、それが肘であれ（物理的な痛み）、神経叢であれ（内臓の痛み）、縮めた首であれ（精神的な問題）、無理な姿勢をとってしまう。それを長く続け過ぎると別の痛みの原因となる可能性がある。

たとえ基本的に私たちは元来姿勢がよいとしても、人生のいろいろな事が私たちの「脊椎を曲げてしまう」ことがある。そうすると曲がりを相殺しようと姿勢が少し変わる。それによりアンバランスが生じ、関節の障害を起こすこともある。人生において試練が降りかかると、私たちはもはや防御の壁を保持できなくなり、私たちの弱点が最初に傷つく。人はそれぞれ自分の性格に合った姿勢を取る。たとえば、

・自信たっぷりの人は、頭を上げ、胸を張る。
・内気な人は、肩を丸め、内股で歩く。そのため、足首を捻挫する恐れがある。
・用心深い人は、身体を縮め、腕を前にし、肘を曲げ、手のひらは開いて前に向ける傾向がある。この姿勢で転倒すれば、手首を痛める。
・闘争心旺盛な人も腕を前にするが、こぶしを握り締めている。
・内向的な人は、斜に構える。一方の肩を前に出し自分を守ろうとする。スキをつくらないように姿勢を変える。前に出した肩は注意しなければならない！　転倒すれば外傷を受ける。

「正しくない」姿勢をする傾向があれば直ちにそれを修正し、悪い姿勢が習慣化しないようにしなければならない。悪い姿勢はたいてい不快で、さらに身体に非常に悪い。

一九歳のブリュノは首の痛みが取れず、頭をいつも同じ側に傾けていた。母親によると、五歳から頭を傾け始めたとのことだった。「姿勢よくしなさい」と強く言ったし、体操で矯正もしたが、全く効果がなかったと語った。私が治療しても何ら変化はなかったが、ブリュノが話をしたり、聞いたりするとき頚椎の傾きが大きくなることに気が付いた。ブリュノは片方の耳がほとんど聞こえなかったのだ。診察した耳鼻咽喉科医は、以前から深刻な耳炎があり、治療されていなかったと診断した。

この例からもわかるように、あらゆることが関節に影響を及ぼす。ブリュノは難聴の手術を受け、傾きのひどかった頭はほぼ正常な位置に戻った。

私はくどいようだが強調したい。骨格がしっかりしていてバランスが取れていれば、調子がいいし、社会的にも力を発揮できるし、人に対しても共感しやすくなる。バランスの取れた姿勢を心掛けると、快適な人生が歩めるようになる。

・背筋を真っすぐ伸ばした身体
・肩からすっと伸びたうなじ
・柔らかい脚
・やや開いた脚

これが調和の取れた姿勢である。

避けるべき姿勢

一般的に身体は極端な姿勢や長時間同じ姿勢でいることを好まない。多くの患者を観察してきた私は、関節痛の原因となるいくつかの悪い姿勢を見分けることができるようになった。

腕を上げて、頭を後ろにする

塗装工の姿勢である。天井を塗装するのはきつい仕事である。頸椎を痛めていたり、頸椎関節症がある場合は、この種の動きは避けなければならない。さらにこの姿勢により、めまいを起こし、バランスを崩すことがある。これは小脳*への血液循環が一時的に不足するためである。小脳の動脈は頚部に伸びている。カーテンを掛けたり外したりするのも同じで、特にカーテンが重い場合は気を付ける。

長時間ひざまずく、しゃがみ込む

タイル張り職人やフローリング職人の姿勢である。滑膜炎（滑液の浸出）や半月板断裂を起こすことになる。

手が届きにくいものを取るために身体の向きを変える

自動車に乗っているときによくする動作である。たとえば、女性ドライバーが高速道路の料金所で後部座席に置いたバックを取ろうとして、肩や首の筋を伸ばしきってしまうことがある。ひどい場合は筋を断裂してしまう。この種の強引な筋の伸びは痛みが消えるまでに時間がかかる。

長時間前かがみになる

たとえば掃除機や床の拭き掃除を繰り返すと腰痛*を起こすことがある。

悪い姿勢やだらけた姿勢をする

姿勢を気にせずにソファーや肘掛椅子に座り、読んだり、テレビを見るのは脊柱にとって良くない。ではよい姿勢とは？　背もたれに背筋を伸ばして座る。腰は少し反った状態にする（隙間にクッションを置いてもよい）。ソファーや椅子、肘掛椅子の縁で膝の後ろを圧迫してはならない。脚を組むと血液循環が妨げられるので避けるべき姿勢である。

頭と身体を調和させる

健康な状態とは、身体が軽く感じられ、リラックスしていて、動きが柔らかく、自分の占める空間にきちんと位置し、バランスが取れている状態である。すべてが流れるように機能すれば、身体と思考は調和する。関節の問題が再発するのは、身体が焼き付きを起こしているしるしであり、最終的には精神を侵す。脳はますます痛みあるいは機能障害に敏感になる。この痛みあるいは機能障害は、神経系によって伝達されるあらゆる情報を支配することになる。しかし気を付けなければならないのは、不安を感じているこの時期に、恐怖や強迫観念に負けてはならない。さもないと身体の機能は不健康の負のスパイラルに入り込んでしまう。身体がいうことをきかないと感じたら、すぐに行動を起こし、最適な治療法と薬を早く見つけて、身体のバランスを取り戻すこと。そうすれば、心のバランスも取り戻せる。

定期点検！

自分の身体に対して、自分の車に行うのと同じことをしよう！　定期的な点検が必要である。身体の数多くの歯車は点検を受けるべきである。痛みが現れたときは、身体の相殺力が限界を超えたということだ。相殺力は使い果たしてしまっては少し遅過ぎるのである！　ストレッチをしよう。一人でもジムでもよい。そして定期的に（年一回）手技治療者に関節をチェックしてもらうこと。そうすれば失敗せずに済むだろう。

第六章　各種の自然療法

「おばあちゃんの薬」は関節に効く！

ベーシックなもの

粘土（クレイ）

粘土を痛いゾーンに直接塗るか、パップ剤にして使用する。特に炎症時に効果がある。

氷

外傷を受けた部分に一〇分ほど当てる。氷は防水ビニール袋か、薬局で購入できる氷嚢に入れ、皮膚との間に布を置いて直接接触冷却しないようにする。外傷直後数日間は冷却（アイシング）を続けること。冷却することで血管の収縮が起こり、血液が流れ過ぎるのを防ぐ。ただし、四、五日以上の冷却は、滑液の粘度が低下して逆効果になるため禁忌である。

塩水

塩水は足の捻挫や捻挫の腫れに非常に効果がある。塩やその濃縮溶液は液体を引き付ける。やや熱めの湯をたらいに入れ、一握りの粗塩を入れる。一〇分ほど足を浸ける。母趾の捻挫の場合は、やや熱めの湯をはったボウルに一つまみの塩を入れるだけで十分である。

植物

ちりめんキャベツ

ちりめんキャベツの葉を温めて関節の両側に貼り、包帯で固定して一晩置く。多くのスポーツ選手は、ちりめんキャベツの抗炎症作用を信じていて、積極的に利用している。一週目は毎晩ちりめんキャベツを貼り、二週目は粘土と交互に使い、三週目はまたちりめんキャベツだけを使用する。

私は、一流選手を高額で「買った」欧州の有名サッカーチームに呼ばれたことがある。この選手は滑液の浸出に苦しみ、そのせいでプレーできなかった。選手自身もチームもクラブも困り果てていた（チームの成績も投資した金額としても大問題だった！）。スタッフ全員が見守る中、私は選手を診察し、膝関節の後部全体をマニピュレーションして、静脈と動脈の周辺の緊張をリリースした。普通ならば、滑液の浸出は静脈やリンパ管を通して排出される。次に私は、選手に膝関節の前後にちりめんキャベツの葉を貼り、夜は包帯で固定して一か月過ごし、一週間それをやめて、また一か月間貼るようアドバイスした。

ＭＲＩやＣＴスキャン、電気療法などしか信じないメディカルチームとテクニカルチームがこれを聞いたときの顔を想像してみてほしい。ただ私にとって幸いなことに、この選手の母親は自然療法を信じていた。私の処方は受け入れられた。選手はまじめに従い、私が診察した一か月半後には練習を再開できるようになった。私も肩の荷が下りた。この種の方法の有効性を認めてもらうのは簡単なことではないからだ。疑ってかかっていた人たちはひれ伏すばかりだった。数億円の価値のある選手を数百円のキャベツの葉で治療するとは、なんとも不思議で愉快な話である！

アルニカ（ウサギギク属の植物）

アルニカの軟膏を痛いゾーンに塗る。アルニカは、筋線維を緩め、痛みを軽減する。軟膏をしっかりと塗り込み、ヘアドライヤーで二～三分温める。

ラベンダー

ラベンダーエッセンスを湿布にして痛いところに塗り、約一〇秒擦る。ラベンダーエッセンスが皮神経から関節の神経に伝わり効果をもたらす。

デビルズクロー（ハルパゴフィツム属の植物）

デビルズクローには抗炎症作用*がある。ハーブティーにして、一日一回、関節に痛みが出たときに飲むこと。春分・秋分の時期に予防治療することを考えよう（約二週間）。九月と三月にするよりも二月中旬と八月末に行う方が効果がある。その理由は、ちょうどこの時期に最も激しい関節症*発作が起こるからである。用量については薬剤師に相談すること。

イラクサ

この植物は、背中の痛みを治すと言われている。カモミールティーかバーベイン（クマツヅラ）ティーにイラクサのドライハーブを少量入れてハーブティーで飲むことができる。あるいはスープで飲むこともできる。

勇気のある人は、ちくちく刺すイラクサを痛いゾーンに当てるとよい。そうすると血流が減少し、うっ血しているゾーンが小さくなる。フランス南部には、イラクサの束で患者を叩く有名なマッサージ師がいた。この方法は効果があると評判だった。

マンサク

血液・リンパ液の循環によい植物である。脊柱の静脈とリンパ管のうっ滞を除去する（マザーチンクチャー（母チンキ）を、コップ半分のぬるま湯に数滴たらし、朝の空腹時に飲む。容器に記載された用量を守ること）。

用語の解説

（この用語リストは、本書の中で＊印を付けた用語について五十音順に収録したものです。適宜、本文の参照ページを示してあります）

〈あ〉

栄養薬効食品　薬効がある食品（二五〇ページ参照）。

炎症　攻撃に対する組織の防御反応の総称。腫脹や疼痛の症状を呈することがある。

「オウムのクチバシ」　骨増殖体、骨棘《こっきょく》。関節の周囲に形成されるオウムのクチバシの形をした骨化（五二ページの図3参照）。

オステオパス　関節、内臓あるいは頭蓋など、身体の全要素の可動性に取り組む身体の機械整備士（メカニック）（二一九ページ「オステオパシー」参照）。

〈か〉

外傷　体外から加えられた急激な行為（作用）によって起こる局部的な損傷の総称（二二一、三一ページ参照）。

回旋筋　靭帯の断裂回旋を可能にする筋肉。特に肩の回旋筋腱板がよく言及される（一八二ページ参照）。

外側上顆炎　肘の外側やその周囲の炎症（一八八ページ参照）。

海馬　大脳辺縁系の一部であり、感情を司る小さな構造。

外反膝　下肢がXの形状になっている。X脚。

外反母趾　足の拇指の関節にみられる歪み。女性に多い。

カイロプラクター　脊椎のマニピュレーションの術者（二二〇ページ「カイロプラクティック」参照）。

隔壁／隔膜　生物や器官を仕切る壁や膜。

滑液　滑膜内にある液体で、関節表面の潤滑膜形成が主要な役割。

活性酸素　フリーラジカル。放射線（光、X線）の作用および酸素との生化学反応により生成される。細胞に極めて有害（二四一ページ参照）。

滑膜　可動性のある関節の腔内を覆う薄く透明な組織。

滑膜嚢胞　滑液で満たされた小さな部位で、ほとんどの場合、手首および膝の後方にできる（一九六ページ参照）。

関節　二つの骨を連結する構成要素の総称（二一ページの図1参照）。

関節炎　関節の炎症を伴うリウマチ性疾病（五四ページ参照）。

関節周囲炎　関節の周辺組織に生じる炎症（一七九ページ参照）。

関節症　軟骨の磨耗や破壊を伴うリウマチ性疾病（五二ページの図2参照）。
関節スキャナー　造影剤の注入後、関節のスキャン検査を行う。
関節のブロック（固着）　関節の動きの制限。
関節包　関節を包む袋状の組織（二一ページの図1参照）。
キネシオロジー　カイロプラクティック療法士のジョージ・グッドハートが提唱した筋力を活用して特定の疾患を診断および治療する療法。
胸椎　肋骨に囲まれており、一二個（D1からD12まで）ある（一三二ページの図8参照）。
屈曲変形　整復ができない関節の屈曲。
憩室　管（腸や食道など）や中空器官とつながる病的な腔。
頚椎　頭蓋のすぐ下にあり、七個（C1からC7まで）ある（一五六ページの図10参照）。
けいれん　不随意かつ一時的に、一つまたは複数の筋肉に生じる痛みを伴う収縮（八一ページ参照）。
頚腕神経痛　頚部が原因で起こる、上肢の神経の疼痛および炎症。
血腫　自然にできた空洞あるいは出血部位と連続した組織内に血液が溜まったもの。斑状出血とは異なり、見えないこともある。
腱炎　メカニカルあるいは代謝性の原因による腱の炎症（一九〇ページ参照）。
腱性の　腱に関連する、腱の性質を持った。
抗炎症剤　炎症を抑制する物質。

抗酸化物質　特に食品の劣化を抑制する、あるいは妨げる物質（二四二ページ参照）。

拘縮　こわばりを伴う筋肉の持続性収縮。

後弯　胸椎後弯（一三二ページの図8参照）。

股関節症　股関節の関節症。

骨減少症と骨粗鬆症　この二つの用語の違いについては、五九ページの解説を参照。

骨折　骨が折れること。外傷によって最も頻繁に起こるが、疲労が原因の場合もある。

骨増殖体／骨棘《こっきょく》　「オウムのクチバシ」の項を参照。

骨密度計測　骨密度を計測する検査。

固有受容インソール　中敷き、中底、足底板。足底の形状を元に戻し、体重のかかり方をわずかに矯正するオーダーメイドの極薄の起伏を持つインソール。インソールによって立位や歩行時に足を正常に機能させる。

コルチコイド　副腎から分泌されるホルモン、およびその化学誘導体。

〈さ〉

坐骨神経　大腿後面から脚部、足部にかけて分布する感覚神経および運動神経。

坐骨神経痛　「sciatique（座骨の）」は、日常用語では「坐骨神経痛」を意味する（八一ページ参照）。

膝窩嚢胞　膝の部位にできる滑膜嚢胞（九八ページ参照）。

斜頚　寝違え。首の片方の筋肉に生じる痛みを伴う拘縮（一六四ページ参照）。

斜頭　新生児の頭蓋の変形。大半は子宮内の圧迫が原因。

シュウ酸カルシウム結石　シュウ酸はカルシウムを沈着させ、腎臓結石をもたらすことがある。

手根管　手のひらの内側にある管。複数の筋肉の腱と正中神経が通過しており圧迫すると痛みや手のしびれが起きる。

小脳　脳幹の後方にある脳の部位。調整および平衡の役割を担っている。

靱帯　二つの骨を連結し器官を定位置で保持する引き締まった線維性結合組織の総称。

靱帯断裂　靱帯の断裂。

脊柱前弯過度　腰椎の凹み（前弯）が過度に大きいこと（一三一ページ参照）。

脊椎　脊柱を構成する個々の短骨。人間には二四の独立した椎骨があり、椎間板で連結されている。

脊椎治療者　脊椎の関節マニピュレーションを専門とする治療者（二二〇ページ「脊椎療法」参照）。

線維腫　線維組織あるいは筋組織で形成される結合組織の良性腫瘍。

前弯　頚椎または腰椎の自然な弯曲。一般には（フランスでは）、頚椎の凹み、腰椎の凹みと呼ばれている（一三一ページ参照）。

側弯症　脊柱のS字状に湾曲した変形（一三二ページ参照）。

組織の傾聴　手技により、身体のさまざまな構成要素のメカニカルな緊張を感じ取ること。

〈た〉

脱臼　関節を構成する二つの骨が接続状態を失うこと（一〇九ページ参照）。

椎間板突出　椎間板ヘルニア参照。

椎間板のへたり　椎間板の厚みの減少（一一九ページ参照）。

椎間板ヘルニア　脊柱管の内部で椎間板の一部が神経根を圧迫している（一二〇ページ参照）。

テニスエルボー　集中的なテニス実践により生じる上顆炎。

疼痛性ジストロフィー　外傷あるいは手術後に発生する関節痛および循環器系の痛み。

〈な〉

内反膝　外側に彎曲した脚。O脚。

軟骨　骨の先端にある、硬くて柔軟性がある白色の組織。

軟組織　骨および軟骨以外すべての組織を指すオステオパシー用語。

捻挫　関節の靭帯の急激な伸張。

脳梁　左右大脳半球を結ぶ構造。

〈は〉

背痛　頚椎と腰椎の間にある胸椎の部位に生じる背中の痛み。

斑状出血　外傷後あるいは血液循環の不具合により皮膚に生じる青あざ。

尾骨　仙骨の下方にある骨で尾の痕跡（一二九ページおよび一〇四ページの図6参照）。

膝十字靭帯　膝の内部にあり、膝を安定させる靭帯。

微石症　砂粒状の非常に小さな結石が形成される。

病変　組織、器官の構造に起こる病的な変化。

微量元素　ミネラル。動物および植物の成長や生命維持に必要とされる微量元素（二五一ページ参照）。

疲労骨折　繰り返される負荷、あるいは異常な負荷が骨組織に加わって生じる損傷。本物の骨折とは異なり、スポーツをする人であればレベルを問わず誰にでも起こり得る、骨の負荷に対する不適合で起こる病気である。

変形リウマチ性多発関節炎　若年慢性多発性関節炎、強直性多発関節炎。この二つの関節症状は異なる（五五ページの解説参照）。

扁桃体　脳内にある脳辺縁系の一部であり、小さな扁桃（アーモンド）の形状をしている。感情機能において重要な役割を担う。

（母）指根関節症　拇指の関節症。

〈ま〉

ミクロの結石　砂粒状の非常に小さな結石。

むち打ち症　頭部が後方に投げ出されて生じる頚椎の外傷（一六八ページ参照）。

モートン病　第二・第三中足骨間にある足底神経の圧迫（八〇ページ参照）。

〈や〉

腰椎　骨盤の上にあり、五個（L1からL5まで）ある（一一三ページの図8参照）。

腰椎管狭窄　腰部脊柱管が狭くなり、骨髄や神経根を圧迫する（一三四ページ参照）。

腰痛　筋肉や椎間板を原因とする腰部の痛み（一三五ページ参照）。

腰痛症　ぎっくり腰。腰椎に生じる急激な強度の痛み。一般的に椎間板の亀裂が原因で起こる（一二二ページ参照）。

弱った靭帯　先天性（弛緩）あるいは外傷後に見られる、強度が損なわれた靭帯。

〈ら〉

リウマチ　関節に起こる痛みを伴うすべての疾患（二三、五一ページ参照）。

リウマチ病学　関節および骨の疾患治療を専門とする医療分野（二二一ページ参照）。

理学療法士　マッサージおよびリハビリテーションを行う人（二二〇ページ「理学療法」参照）。

良性前立腺肥大　良性の前立腺肥大化。

おわりに

私たちは、幼年期から老年期に至るまで、少しずつ避けることのできない変化を受ける。私たちの身体の外観は変貌する。顔立ち、肌、体型、筋肉、骨などは時間と共に変わっていく。身体という覆いの内側にあるすべての生体システムも変貌する。人間は、幼年期から思春期(青年期)までは成長し、一八歳ごろ成熟する。

私たちは、健康という貴重な財産を調和を保ちながら維持するために、自然が内蔵する神秘、力、弱さと折り合いをつけていかなければならない。道のりは長い。人間はどんどん長生きになってきた。長生きはありがたいことだが、私たちは過ぎていく時間と自らの変化に意識的でいなければならない。確実なものも決定的なものも存在しない。ある日すばらしく機能しているように見えたものが数年後には焼き付いて動かなくなることがある。それは単に時のなせる技なのか、あるいは注意や用心が欠けていただけのことだ。

関節系は、人間の生きた身体を構成するすべてのシステムと同様に、正常な機能を行うために必要不可欠な要素である。関節のおかげで私たちは動くことができる。この可動性という財産を保護することも私たちの義務である。食生活や運動、姿勢、治療など、本書の中でずっと見てきた内容に日常的に注意を払えば、関節を長持ちさせ柔軟性を保つことができる。

関節の痛みは何年もかけて定着する。痛みの予防や痛みを感じたらすぐに対応できるようにしておく必要がある。痛みが定着してしまったら、困難さは増すが何らかの対応はできる。鎮痛や抗炎症性の薬による医学的な治療は有用で、時に不可欠なこともある。ただし、長期間の使用は危険だ。より長期的なライフスタイルを考慮し、症状に適応した根本的な治療を検討しなくてはならない。自分の身体を大切にすれば加齢を恐れる必要はない。問題は加齢自体ではなくて、上手に年を取れるかどうかにかかっている。

こうはなりたくないと思う人の姿を見たら、そうならないためにできる限り最大の努力をしよう。七〇歳の女性の動きでも、美しい滑らかさを保っていれば優雅である。大事なのは、快適さ、気品、尊厳、存在の喜びなど身体が何を表現するかである。皮膚のしわは不快ではない。皮膚のしわは人生の証しである。しわは私たちの喜びや悲しみ、確信や葛藤を物語っている。しわは成熟した年齢が持つ魅力だ。

五〇代以降、関節を良い状態に維持するには、激しい衝撃や強い力を入れることを避けるようにすべきである。抵抗力よりも健康バランスの方が重要である。固執をやめることを学びなさい。肉体は変化することを受け入れなければならない。スポーツやそれ以外の活動の選択肢は非常に多いので、必ず選択が見つかるだろう。若者の身体は、あらゆる種類の過剰摂取を簡単に排出できる。年を重ねるとそうはいかない。良識の問題だ！　適応する術を知るべし。

肉体と精神のバランスの達人として、正常な機能状態をいかに維持するかを知っていることに誇りを持とう。加齢の特徴は、身体も精神も硬くなることだ。身体が多数の構成要素からできているのと同じように精神もただ一つの考えの所産ではない。私たちが精神と言うときには、心の広さや文化、記憶、ユーモア、好奇心、繊細さ、注意などを指している。

身体を柔軟にすると、精神も柔らかくなる。
精神を養うと、身体も養われる。

どちらにも気を配ろう。より良く生き成長することが、私たちに与えられた課題である。

監訳者あとがき

今回、『関節のメッセージを聴け！』の翻訳と監訳に当たり、次の方針を立てた。「論理の整合性を追究する。フランス語の原文に引きずられない自然な日本語にする」

翻訳には、『新マニピュレーションアプローチ《上肢》』『新マニピュレーションアプローチ《下肢》』に続き、フランス語総合研究所エコール・プリモの翻訳チームが当たった。メンバーはいずれもオステオパシーの通訳と翻訳の実績があり、私が監訳に当たるのは、『下肢』に続き、二回目である。

原書は、フランスでは一般読者向けに書かれたものではあるが、それでもオステオパシー特有の概念や専門用語が数多く登場する。翻訳する上で、大きな問題はなかったが、時折、意味不明な表現や疑問の個所が出てきた。その際、著者に直接、問い合わせ、確認することができた。著者は、こちらからの問い合わせに迅速に回答してくれた。そのことが、翻訳の精度と信頼性を高くしていると確信している。

本書は、世界的に高名なオステオパスであるジャン＝ピエール・バラルが、関節痛の問題について、治療家としての豊富な臨床体験に基づき、その原因、治療方法、生活のアドバイスをわかりやすく書いている。フランス的ユーモアをときどき交えながら紹介する症例は、衝撃的であり、非常に興味深い。また、人体の仕組みの奥深さを改めて認識させてくれ、さらに、医学を別の視点から見ることを提唱している。

バラルＤＯは、「内臓オステオパシー」という新しい領域を開発・発展させたことでよく知られ、治療家として数々の成果を上げているが、一方で、「治療家は謙虚でなければならない」など、治療家の倫理観にも言及している。私が最初にオステオパシー・セミナーの通訳をしたのは二〇〇二年で、それ以来、一三年間、五〇人以上のオステオパスの通訳・翻訳をしている。もちろん、バラルＤＯの通訳も数回引き受けているが、セミナーの内容の素晴らしさもさることながら、彼は、言動が完全に一致（自身の健康体で実証）している尊敬すべき治療家だ。

本書は、膝や腰などの関節の問題を抱えている人に対して、代替治療（コーメディカル）の種類、治療家の選択、問題に対応した生活習慣、食生活のアドバイスも紹介しているが、治療家はもちろん、それ以外の一般の人にもぜひ読んでいただきたい本である。一監訳者にすぎないが、本書がきっかけとなり、オステオパシーが日本でもっと一般の人にも理解され、治療の恩恵が享受できるようになることを願ってやまない。

二〇一五年五月

野原道広

ジャン=ピエール・バラルの著書リスト

Nouvelle approche manipulative, Membre inférieur アラン・クロワビエとの共著、エルゼビア・マッソン出版社、2013年（邦訳『新マニピュレーションアプローチ《下肢》』科学新聞社刊、2014年）

Nouvelle approche manipulative, Membre supérieur アラン・クロワビエとの共著、エルゼビア・マッソン出版社、2011年（邦訳『新マニピュレーションアプローチ《上肢》』科学新聞社刊、2013年）

Manipulations vasculaires viscérales（内臓血管マニピュレーション）アラン・クロワビエとの共著、エルゼビア・マッソン出版社、2009年

Manipulations des nerfs crâniens（脳神経マニピュレーション）アラン・クロワビエとの共著、エルゼビア・マッソン出版社、2006年

Le thorax, manipulations viscérales（胸部、内臓マニピュレーション）エルゼビア・マッソン出版社、2005年

Comprendre les messages de votre corps アルバン・ミシェル社、2005年（邦訳『体からのシグナル』科学新聞社刊、2010年）

Manipulations de la prostate（前立腺マニピュレーション）エルゼビア・マッソン出版社、2004年

Manipulations des nerfs périphériques アラン・クロワビエとの共著、エルゼビア・マッソン出版社、2004年（邦訳『末梢神経マニピュレーション』科学新聞社刊、2010年）

Manipulations viscérales I ピエール・メルシエ共著、エルゼビア・マッソン出版社、2004年（邦訳『内臓マニピュレーションI』日本オステオパシー学会刊）

Manipulations viscérales II エルゼビア・マッソン出版社、2004年（邦訳『内臓マニピュレーションII』日本オステオパシー学会刊）

Approche ostéopathique du traumatisme（外傷性損傷のオステオパシー的アプローチ）アラン・クロワビエとの共著、アクト・グラフィック社、1997年

Manipulations urogénitales（泌尿生殖器マニピュレーション 第2版）ドゥ・ヴェルラック出版社、1995年

Ostéopathie: Diagnostic articulaire vertébral（オステオパシー：脊椎関節の診断 第2版）、ジャン・ポール＝マチュー / ピエール・メルシエとの共著、ドゥ・ヴェルラック出版社、1992年

著者プロフィール

ジャン=ピエール・バラル（Jean-Pierre Barral, D.O.）
フランス生まれ。オステオパス、理学療法士、バラル・インスティチュート・ディレクター。英国メイドストンのオステオパシー・スクールおよびパリ北ボビニー大学医学部（オステオパシー科・手技医学科）修了。フランスにおけるパイオニアであり、臨床医・教育者として40年以上の経験を持つ。国内外で高い評価を受けており、世界各国での講演は数百回に及ぶ。著書として『体からのシグナル』、共著として『新マニピュレーションアプローチ《下肢》』（ともに科学新聞社刊）などがある。

日本語版翻訳

［監訳］　野原道広
［協力］　フランス語総合研究所エコール・プリモ
［翻訳］　新井春美、金丸美奈子、菅野尚子、須崎友紀、松田裕子

関節のメッセージを聴け！　関節痛の予防と治療

2015年5月25日　初版発行

著　者　ジャン=ピエール・バラル
監　訳　野原道広
翻　訳　エコール・プリモ翻訳チーム
発行者　斎藤信次
発行所　株式会社　科学新聞社
〒105-0013 東京都港区浜松町1-2-13
Tel: 03-3434-3741　Fax: 03-3434-3745
http://www.sci-news.co.jp
郵便振替　出版局　00130-1-152225
印刷所　港北出版印刷株式会社

ISBN978-4-86120-042-7

定価はカバーに表示してあります。
編集協力　株式会社 タイムアンドスペース
装丁デザイン　大森裕二（大森デザイン事務所）